サーカディアンリズム睡眠障害の臨床

編著

旭川医科大学医学部教授　　北海道大学大学院教授
千葉　茂　　　本間　研一

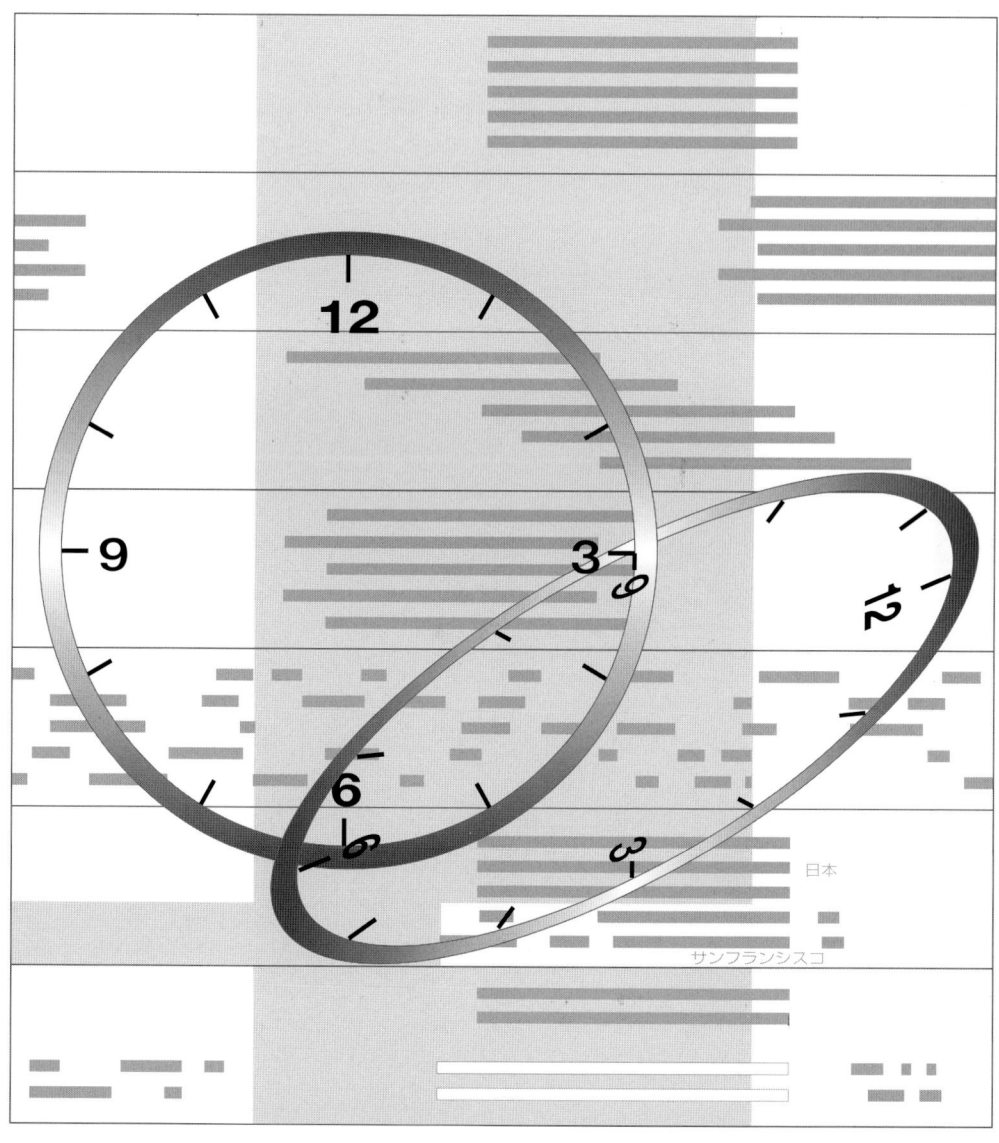

株式会社 新興医学出版社

編　著

旭川医科大学　　　　千葉　茂
北海道大学　　　　　本間研一

執筆者 (執筆順)

北海道大学　　　　　　本間研一
旭川医科大学　　　　　千葉　茂
旭川医科大学　　　　　田村義之
東京医科歯科大学　　　神山　潤
札幌花園病院　　　　　香坂雅子

序　文

　地球上の生命である微生物、植物、動物、そして人類—これらすべての生命現象には約24時間を周期とするリズム、すなわちサーカディアンリズム（概日リズム）Circadian Rhythmがみられる。ちなみに、サーカディアンCircadianの語源は、ラテン語のサーカcirca（about、約）とディアンdian（day、日）である。このリズムは、一部は地球の自転によって生ずる昼夜環境に生物が反応した結果として生ずるが（外在因性リズム）、大部分は生物に本来備わっている生体リズム（内在因性リズム）が地球の24時間の環境周期に同調した結果として現れる。なお、ヒトの生体リズムには、サーカディアンリズム以外に、1週のリズム、1カ月のリズム、そして1年のリズムもあることが知られている。

　1972年、哺乳動物のサーカディアンリズムを刻む生物時計（体内時計）が、視床下部の視交叉上核に存在することが明らかにされた。それから四半世紀後の1997年、時計遺伝子がヒトとマウスにおいて単離同定されるに至った。生体リズム研究は、いまや脳研究の最前線の課題として注目されている。一方、1970年代から、時間生物学、すなわち、サーカディアンリズムなどの生体リズム現象を対象に、生物の時間構造を研究し、生体リズムとこれに影響を与える環境の同調因子（光や社会的要因など）との関わりを調べる学問が発展した。これは、医学の諸分野にも影響を与え、のちに時間薬理学や時間治療学が誕生した。さらに最近では、広く「時間と健康」の問題を研究する立場から、時間医学chronomedicineという学問も生まれている。

　現代社会は、24時間活動する「24時間社会」へと変化しつつある。しかし、サーカディアンリズムを正確に刻みつづけるヒトの体内時計と、社会や環境の時計（いわば"体外時計"）との間のずれによって精神・身体機能のバランスが崩れてしまうことがある。一方、体内時計そのものがいくらか故障しており、そのために通常の社会や環境に合わせて活動できない人々もいる。

　近年、このようなサーカディアンリズムと社会生活時間帯とが一致しないために起こる睡眠障害、すなわち「サーカディアンリズム睡眠障害」、についての研究が著しく進歩するとともに、このような障害に関連するさまざまな問題が社会的にも注目されるようになった。本書は、サーカディアンリズム睡眠障害についての基礎知識と最近の進歩を分かりやすく解説したものであり、第一線の臨床で活躍しておられる各診療科の医師はもちろん、看護師、薬剤師などの医療従事者、医学生・看護学生の方々にも役に立つ医学書として上梓させていただいた。本書が、読者の皆様にとって「サーカディアンリズム睡眠障害」を理解していただく一助になれば幸いである。

　最後に、私どもの執筆を支援してくださった新興医学出版社社長　服部秀夫氏に心から感謝する。

2003年5月

千葉　　茂
本間　研一

目　次

基礎編
　　　　　　　　　　　　　　　　　　　　　　　　　　本間研一

ヒトのサーカディアンリズム
　　フリーランリズム …………………………………………… 2
　　リズム同調 …………………………………………………… 7
　　サーカディアンリズムと睡眠の発達と老化 ……………… 12
生物時計の仕組み
　　サーカディアン振動体 ……………………………………… 13
　　リズム同調機構 ……………………………………………… 15
　　サーカディアンシステム：中枢振動体と末梢振動体 …… 16

臨床編
　　　　　　　　　　　　　　　　　　　　　　　　　　千葉　茂

はじめに ………………………………………………………… 20
サーカディアンリズム睡眠障害の研究の歩みと進歩 ……… 22
睡眠障害の疫学 ………………………………………………… 25
睡眠障害の分類 ………………………………………………… 26
睡眠障害の診断 ………………………………………………… 32
睡眠障害の検査法 ……………………………………………… 34
サーカディアンリズム睡眠障害に対する主な治療法 ……… 41

Ⅰ．総　論
　　　　　　　　　　　　　　　　　　　　　田村義之、千葉　茂

成人におけるサーカディアンリズム睡眠障害 ……………… 46
時間帯域変化症候群（時差症候群）………………………… 48
交代勤務睡眠障害 ……………………………………………… 51
不規則型睡眠・覚醒パターン ………………………………… 56
睡眠相後退症候群 ……………………………………………… 57
睡眠相前進症候群 ……………………………………………… 65
非24時間睡眠覚醒障害 ………………………………………… 67
気分障害とサーカディアンリズム …………………………… 73

  せん妄とサーカディアンリズム睡眠障害 ……………………………… 75
  器質性中枢神経疾患と睡眠障害 ……………………………………… 80

II．小児期　　　　　　　　　　　　　　　　　　　　　　　　神山　潤
 サーカディアンリズムの正常発達
  行動リズム ……………………………………………………………… 82
  睡眠時間 ………………………………………………………………… 84
  睡眠内容 ………………………………………………………………… 84
  睡眠中の体動 …………………………………………………………… 85
  体温リズム、ホルモンリズム ………………………………………… 86
 リズム関連病態
  夜泣き …………………………………………………………………… 86
  寝ぼけ …………………………………………………………………… 89
 病的状態におけるサーカディアンリズム
  アミン系に作用する薬剤が投与された母体から出生した児 ……… 90
  てんかん ………………………………………………………………… 90
  重度脳障害者 …………………………………………………………… 93
  アンジェルマン症候群：抗ヒスタミン剤の有効例 ………………… 93
  その他 …………………………………………………………………… 95
 現代のリズム異常―「遅寝」
  現代日本の子どもたちの生活リズムの現況分析 …………………… 99
  遅寝の問題点 …………………………………………………………… 99
  遅寝対策 ………………………………………………………………… 102

III．老年期　　　　　　　　　　　　　　　　　　　　　　　　香坂雅子
 高齢者の生体リズムと睡眠の特徴
  生体リズム ……………………………………………………………… 106
  夜間睡眠と昼間睡眠の特徴 …………………………………………… 109
 サーカディアンリズム睡眠障害
  睡眠相前進症候群（ASPS） …………………………………………… 111
  不規則型睡眠・覚醒パターン ………………………………………… 112
  せん妄 …………………………………………………………………… 121

基礎編

光合成バクテリアからヒトに至るまで、大多数の生物には24時間周期で変動するリズムが認められる。これを日周期リズム（日内リズム）という。このリズムの一部は24時間周期で変化する地球の昼夜環境に生物が反応した結果生じたものであるが（外因性リズム）、その大部分は生物に内在する振動系が地球の環境周期に同調して24時間周期を示しているものである（内因性リズム）。生物がもつ振動系の周期は必ずしも24時間とは限らず、むしろ24時間からわずかにずれていることが多い。これをサーカディアン（概日）リズムという。日周期リズムはサーカディアンリズムが地球の周期に同調した状態である。サーカディアンリズムの発振、生体機能へのリズム信号の伝達とリズム発現、地球周期への同調の3つの機能をつかさどる機構を比喩的に生物時計あるいは体内時計という。生物時計は生物が地球の昼夜環境に適応する過程で進化した機構である。

われわれが自覚できるサーカディアンリズムに意識レベルの変動、睡眠と覚醒がある。多くの動物では睡眠覚醒リズムは生物時計に強く支配されているが、ヒトではある程度意図的に睡眠や覚醒を調節することができる。試験の前日に徹夜をしたり、夜勤に備えて日中に仮眠をとるのがそれである。また、人工照明の発達により夜でも日中と同じように活動することもできる。つまり、ヒトは生物時計の機能に逆らって生活することが可能である。しかし、それにはリスクが伴うことが明らかになってきた。一方、生物時計の機能不全で不眠や日中の耐え難い眠気などいわゆる睡眠覚醒リズム障害が起こる。その原因としては、生物時計そのものに問題がある場合と、われわれを取り巻く環境に問題がある場合の2つが考えられる。これらの問題を正しく認識し、適切に対処するためには、生物時計の機能と仕組みを理解しなければならない。基礎編では、ヒトとそのモデルである哺乳類の生物時計について解説を行う。

ヒトのサーカディアンリズム

フリーランリズム

1. サーカディアン振動と表現型リズム

睡眠や覚醒、ホルモン分泌、作業能など、さまざまな機能には24時間周期で変動する生体リズムがみられ、一日の特定時刻に覚醒レベルが上昇したり、機能が亢進する。すでに述べたように、これらのリズムは生物時計のサーカディアン振動を反映している部分（内因性要素）と環境や活動の直接的影響を反映している部分（外因性要素）からなっているが、どちらの要素がより強く現れているかは機能によって異なる。

このような事情から、サーカディアン振動そのものと実際に測定される生体リズムとを区別して、後者を表現型リズムという。したがって生物時計そのものを解析する場合は、できるだけ外因性要素を含まず、かつ振幅の大きい表現型リズムを選ばなければならない。ヒトの場合、そのようなリズムとして血中メラトニンリズムをあげることができる。一方、フィールド研究や臨床場面では、測定が容易な深部体温リズムがよく用いられている。睡眠覚醒リズムは自記式の睡眠日記によることが多いが、加速度センサーを三次元に配列した携帯型の行動測定装置も普及している。しかし、どの生体リズムでも多かれ少なかれ外因性要素が入るので、リズム解析と結果の解釈にはリズム計測時の条件を吟味しなければならない。

1) 血中メラトニンリズム

メラトニンは松果体から分泌されるホルモンで、血中半減期が分単位と短く、時間分解能に優れている。また、最低値と最高値の差が5～10倍と大きく、リズムとして検出しやすい。血中メラトニンリズムの特徴は、運動や睡眠などの行動の影響を受けにくいことで、また個体差はあるものの個体内ではきわめて安定している。一方、メラ

トニン合成は高照度光により抑制されるので、採血時の光条件が重要である。光によるメラトニン合成の抑制は網膜を介するので、採血は光環境が調節できる室内で行い、網膜レベルの光照度を100ルクス以下にする必要がある。現在のところ、低照度環境下で測定された血中メラトニンリズムが生物時計の最も信頼できる指標である。

2）深部体温リズム

深部体温としては直腸温が測定されることが多い。直腸温リズムの振幅は1.5℃程度であるが、連続測定できるのでリズム解析には有利である。しかし、深部体温はさまざまな因子の影響を受けて変化するので、それを内因性の変動と見間違えないようにする必要がある。深部体温は熱産生と放熱のバランスで決定され、どちらの機能にもサーカディアンリズムは認められるが、放熱リズムの貢献度がより大きい。ある計算によれば、深部体温リズムの振幅の約70％は放熱、残りの30％は熱産生に依存しているという。したがって、体温リズムは運動や睡眠などの影響を受けるだけでなく、放熱機構や放熱条件を変える環境下ではリズム振幅や形が変化する。例えば、睡眠時の室内温度や寝具、衣服、さらに自律神経系の緊張や動脈硬化の有無などである。また、深部体温の最低値位相をリズム位相と見なしている論文が多数みられるが、この前提が成り立たない条件もある。

2．内因性周期

1）フリーラン実験

ヒトが昼夜変化や時刻の情報から隔離され、時間的にまったく自由な生活をすると、深部体温リズムや睡眠覚醒リズムの周期が24時間より長くなり、就寝時刻と起床時刻が遅れてくる（**図1**）。その時みられる生体リズムをフリーランリズム、その周期をフリーラン周期という。ヒトのフリーラン周期は視覚が正常な被験者では25.0時間[1]で、日本人と欧州人に差はない[2]。フリーラン周期には個体差があり、24時間に近い周期をもつものから26時間を越えるものまであるが、24時間より短い周期をもつ被験者はまれである。フリーラン周期には性差も報告されており、女性より男性で長い。フリーラン周期は動物実験では老化に伴い

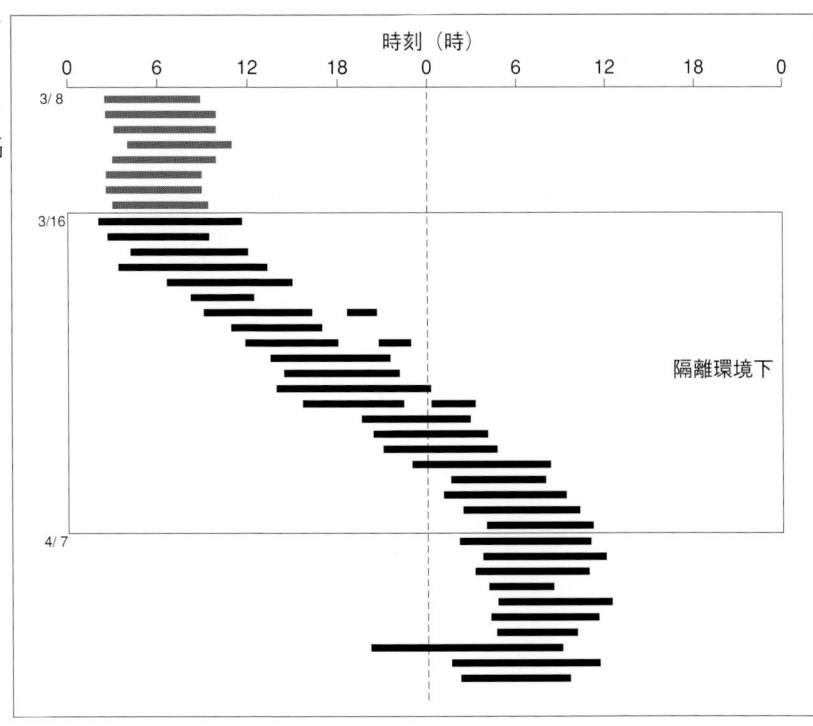

図1　時間隔離実験室におけるヒト睡眠覚醒リズムのフリーラン
睡眠時間帯をバーで示す。3月16日から4月7日までが、隔離実験期間である。

短くなるとの報告が多いが、ヒトでは若年者と老年者に差はないとの報告がある[3]。

視覚障害者のフリーラン周期は健常者より短く、平均24.5時間である[1]。健常者でリズム周期が長いのは、光がリズム周期に影響したためと考えられている。動物実験で、実験室内の照明を24時間消したままにしておいた場合（恒常暗）と照明をつけたままにしておいた場合（恒常明）ではフリーラン周期が異なり、さらにフリーラン周期は照度に依存して変化する（アショフ Aschoff の法則）[4]。しかしヒトの実験では、0.5ルクスから1,000ルクスの間の照度変化ではフリーラン周期は変化しない[1]。フリーラン周期は、フリーラン実験を開始してからの日数によっても変化する[5]。これをリズム同調のアフター効果という。

2）脱同調実験

サーカディアンリズムの周期を求める方法としては、フリーラン実験以外に脱同調法がある[6]。後に詳述するが、サーカディアンリズムの位相は光によって変位し、その効果は光が当たるリズム位相に依存する。体温リズムや血中メラトニンリズムのサーカディアンリズムは極端に長い周期の睡眠覚醒スケジュールに同調できないので、睡眠覚醒のタイミングを強制的に28時間周期にすると、サーカディアンリズムは強制的スケジュールから脱同調してフリーランする。フリーランを一定期間続けて、最終的にサーカディアンリズムの各位相に光が同じ割合で当たるように調節すると、光の効果が各リズム位相で平均化される。脱同調法で測定したヒト体温リズムの周期は24.2時間で、視覚障害者のフリーラン周期よりもさらに24時間に近い。脱同調法の強制周期を16時間にしても、ほぼ同じ結果が得られている。

このように、フリーラン法と脱同調法では内因性周期が異なっているが、この差を説明する有力な説はまだない。フリーラン実験でも、昼寝を許した実験と許さなかった実験ではフリーラン周期が異なり[7]、単に光が影響しただけとは考えづらい。脱同調法は強制的に被験者を時差ぼけ状態にしているので、ストレスの影響があるかもしれない。また、フリーラン法はシステムとしてのサーカディアンリズム周期をみているのに対し、脱同調法はシステムを構成している1つの振動系の周期をみているので、その差が出たのかもしれない。

3. 生体リズムの内的脱同調

1）リズムの解離

フリーラン実験ではしばしばサーカディアンリズムと睡眠覚醒リズムが解離する。例えば、通常の同調条件下では、深部体温は覚醒中に高く、睡眠中に低いリズムを示すが、フリーラン条件下では、体温リズムと睡眠覚醒リズムの位相関係が変化し、一般に深部体温が最低値をとる時刻に就寝し、体温は睡眠中持続的に上昇する。つまり、睡眠覚醒リズムが体温リズムに対し数時間位相後退する。これを内的解離という。内的解離では、2つの生体リズムの位相関係は変化するが、リズム間の同調は維持されている。

睡眠覚醒リズムがさらに位相後退し、ついには体温リズムから脱同調して24時間よりも長い周期でフリーランするようになる（図2A）。これを内的脱同調という[8]。内的脱同調下では、体温リズムと睡眠覚醒リズムの位相関係はサイクルごとに変化し、覚醒中に体温の最高値がくる正常な位相関係を示すサイクルもあれば、睡眠中に最高値がくる異常な位相関係を示すサイクルもある。生体リズムの内的脱同調は、血中メラトニンリズムと睡眠覚醒リズムの間にもみられる（図2B）。

2）サーカビディアンリズム（概48時間リズム）

内的脱同調ではないが、睡眠覚醒リズムと体温リズムには別の形の解離がみられる。それは、睡眠が約48時間周期で繰り返され、一方、体温リズムは約24時間の周期を維持する。これをサーカビディアンリズムという[9]。1回の睡眠の長さは約10時間ほどであるが、覚醒が40時間近くも持続する。しかし、被験者は主観的には通常の1日を送っており、1日ごとに徹夜をしているという感覚もなければ、食事も長い覚醒期間にも通常どおり3度しかとらない。体温リズムの低下相は睡眠時と覚醒時に1回ずつ現れ、2つのリズムの位相

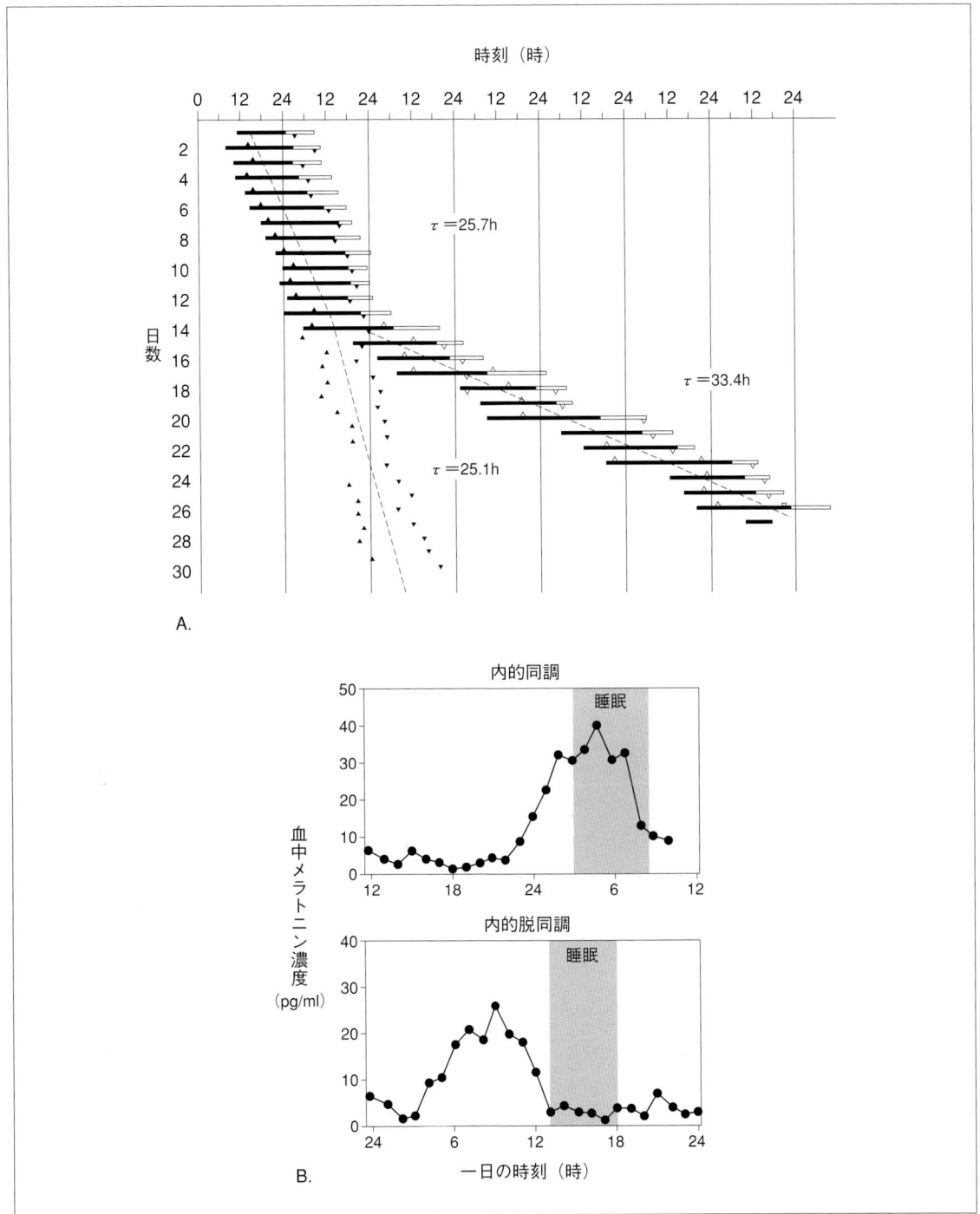

図2 生体リズムの内的脱同調
A：睡眠覚醒リズム（バーの黒い部分が覚醒、白い部分が睡眠）と深部体温リズム（▲：最高値、▼：最低値）の脱同調を示す。τはフリーラン周期。B：睡眠覚醒リズム（灰色部分）と血中メラトニンリズム（黒丸実線）の脱同調を示す。

3）内的脱同調と精神身体的不調

生体リズムに内的脱同調が生じると、被験者は、不眠や昼間の眠気、食欲不振や倦怠感など時差症候群に似た症状を訴える。これらの症状の一部は、自律神経系やメラトニンの生理作用で説明される。つまり、副交感神経系の興奮やメラトニンの分泌により末梢血管が拡張して熱放散が盛んになり深部体温が低下する。この反応が覚醒位相に生じると眠気と全身倦怠感が生じる。睡眠位相では逆の反応が起こるため、不眠となる。

4）睡眠覚醒リズムと時間感覚

内的脱同調やサーカビディアンリズムにより、被験者の主観的1日が30～48時間にも延長する。これは、被験者の時間感覚が大きく変化したことを意味する。実際にテストをしてみると、これらの被験者では時間感覚が変化していることがわかる。時間感覚には秒単位の短時間感覚と時間単位の長時間感覚があるが、主観的1日の長さが延長しても短時間感覚はあまり変化しない。一方、長時間感覚は覚醒時間の長さに比例して変化する。つまり、覚醒時間が長いほど1時間の経過をより短く評価する[10]。この場合、時間感覚は覚醒の時間経過に従って変化するのではなく、起床時から変化している。時間感覚の機構は不明であるが、従来、代謝性振動体が関与していると考えられてきた。睡眠覚醒リズムを支配する振動体との関連性が興味深い。

5）ヒト生物時計の2振動体仮説

内的脱同調の機序は不明である。フリーラン実験では約20％の被験者で内的脱同調が認められる。内的脱同調を示した被験者は、事前の心理テストで神経症を示すスコアが有意に高かった[11]。また、フリーラン実験中の室内の照度を1ルクス以下にすると、内的脱同調の頻度が増加する。さらに、長期間のフリーラン実験や洞窟で行った隔離実験では、ほとんどすべての被験者でリズムの内的脱同調が起きている。これらの結果は、ストレスが内的脱同調の誘因になっていることを示唆する。

同一個体で2つの異なるリズム周期が現れることから、ヒトの生物時計には2つの異なる振動機構が関与していると思われる。1つは睡眠覚醒リズムを支配する振動機構であり、他の1つは体温リズムやメラトニンリズムを駆動する振動機構である。2つの振動機構は通常は同期していて、あたかも1個の振動体のように見える。

睡眠覚醒リズムを駆動する振動機構に関しては2つの説がある。1つは、自律的な振動体を想定する説であり[1]、他の1つは2つの閾値を行き来するプロセス（砂時計型振動）を想定する説である（図3）[12]。自律振動説によれば、睡眠覚醒リズムはサーカディアン振動よりも周期の長い振動体によって駆動されており、サーカディアンリズムと同調しているときは24時間に近い周期を示すが、内的脱同調下では本来の長い周期が現れる。振動の強さはサーカディアン振動体より弱いと想定される。一方、砂時計型振動説（2プロセス仮説）では、覚醒期にプロセスSと呼ばれる過程が単調に増加して、ある閾値（睡眠閾値）に到達すると眠くなり、睡眠中にはその過程が指数関数的に減少して、ある閾値（覚醒閾値）に達すると目が覚める。2つの閾値レベルは生物時計の支配（プロセスC）を受け、時刻に依存して特有の変化を示す。どちらの説に従っても、これまで観察されている睡眠覚醒リズムの特徴は概ね説明できるが、2プロセス仮説は睡眠の恒常性維持機能をよく説明すると考えられており、特に睡眠時脳波の徐波成分の変動がプロセスSを反映していると主張されている。オリジナルの2プロセス仮説では睡眠覚醒リズムからサーカディアンリズムへのフィードバックが説明できなかった（改訂版でフィードバックも想定している）。

睡眠覚醒リズムの振動体やプロセスSはまだ発見されていないが、最近の分子生物学的研究の進展により、サーカディアン振動体が存在する視交叉上核以外にも自律的な振動体のあることが示されており、2振動体仮説のほうが可能性が高いと思われる。

図3 睡眠覚醒リズムの
2プロセス仮説
τ：周期
A：振幅
H：睡眠閾値
L：覚醒閾値

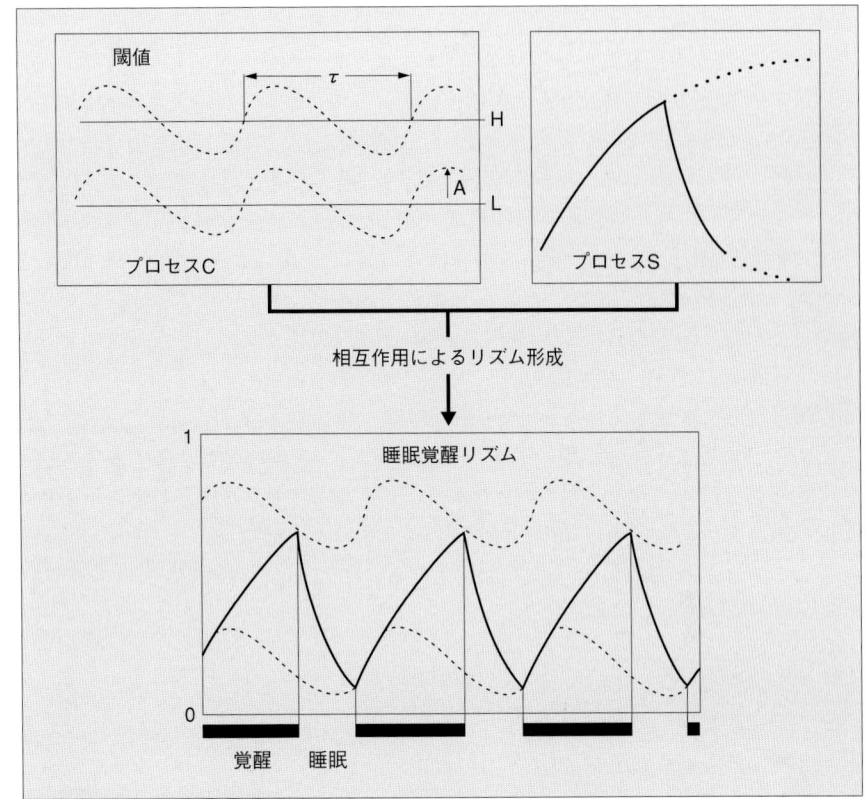

リズム同調

1．光同調

ヒトの生物時計に最も強い効果をもつ環境因子は光である。しかし、ヒトの生物時計がどのような機序で昼夜変化に同調しているかは必ずしも明らかではない。

1）初期の同調実験

通常の生活では24時間周期を示す生体リズムが洞窟や時間隔離実験では24時間周期から脱同調（外的脱同調）する。このことから、通常の生活にあって時間隔離実験室にはない何かがヒト生物時計の同調因子となっていると考えられる。他の哺乳類では数ルクスの光でも同調因子となりうるが、ヒトでは通常の室内光（約300ルクス）による24時間明暗サイクルはフリーランを阻止できなかった[1]。この実験では暗期に1ルクス程度の補助的な照明が使用できたが、補助照明をまったく使用しなかった実験ではリズムは24時間周期に同調した。また、鐘の音を合図に周期的に被験者に採尿と自記式テストを求めた実験では、被験者のリズムは24時間周期に同調した。さらにほぼ完全な暗黒下でも、24時間周期の厳密な生活スケジュールを課すことにより、4日間の実験期間中フリーランを阻止することができた[13]。

これら一連の研究は1960年代から1970年代にかけてアショフの研究室で行われたものであり、その結果ヒトの生物時計の主たる同調因子は光ではなく、生活スケジュールなどの社会的因子であると結論された。しかし、実験室で用いられた照明は300ルクス程度の光であり、自然の昼間の光に比べかなり低い。ちなみに、薄曇りの屋外の照度は5,000ルクス、真夏の炎天下では10万ルクスにもなる。

2）高照度光

1980年になって、2,500ルクスの人工照明がヒ

トメラトニンの夜間上昇を抑制することが発見された。この発見を契機に、リズム同調における高照度光の役割が注目され始め、高照度光による明暗サイクルがフリーランを阻止すること[14]（図4）、高照度光にフリーランリズムの位相を調節する作用[15]（位相反応）のあること、高照度光の位相調節作用は睡眠覚醒リズムとは独立して発揮されること、光による位相反応はサーカディアンリズムの位相に依存していること[16,17]（位相反応曲線）などが次々と明らかにされ、高照度光がヒト生物時計の同調因子として作用していることが結論された[2]。

しかし、高照度光の同調因子としての強さについては実験により差があり、また100ルクス程度の低照度光にも同調作用があると主張されるようになった[18]。この議論は多少専門的になるが、ヒトにおけるリズム同調を理解するうえで欠かせないので、以下に詳しく述べる。

3）リズム同調における位相反応

24時間と異なるサーカディアンリズムが24時間の昼夜リズムに同調するメカニズムとしては、サーカディアン振動の角速度が光により早くなって周期が24時間になる方法と、角速度は変わらないが光によってリズム位相が瞬時に変化して、見かけ上24時間周期となる方法の2通りが考えられる。遅れぎみの柱時計の時刻を合わせる方法でたとえるならば、前者は振り子の長さを短くして周期を24時間にする方法とすれば、後者は一日の一定時刻に時報に合わせて針を進める方法である。前者をパラメトリック同調、後者をノンパラメトリック同調という。生物時計にはどちらの同調に

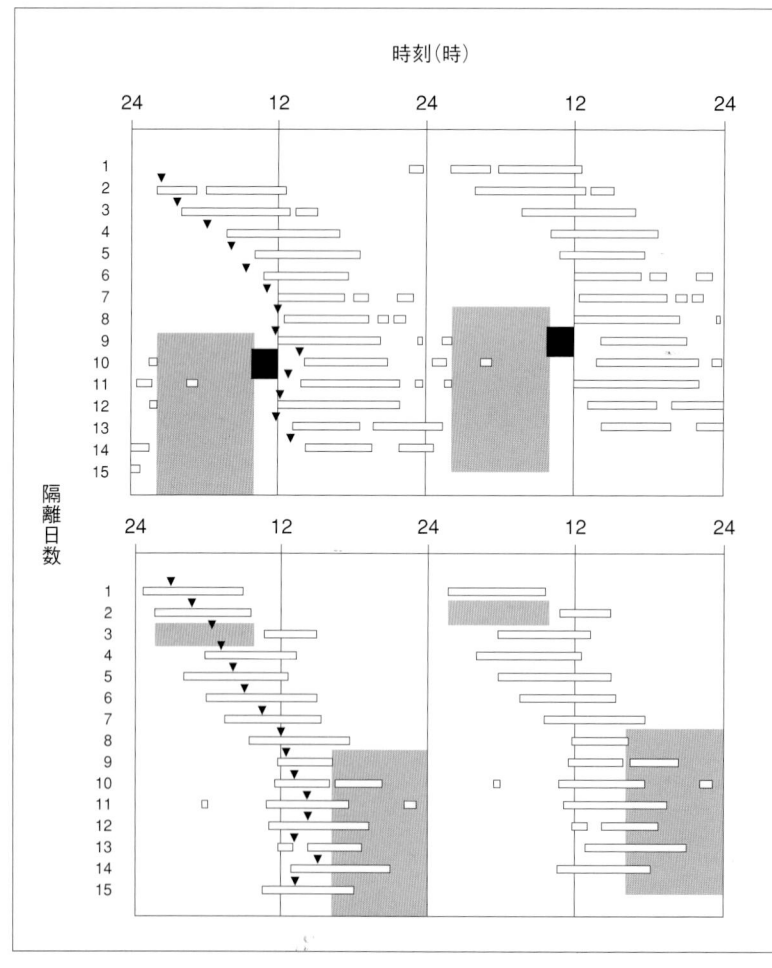

図4 時間隔離実験における高照度光サイクルへのリズム同調
隔離実験の最初の1週間はフリーラン条件、次の1週間は人工的明暗サイクル（灰色部分）を与えている。睡眠覚醒リズムを白いバー（睡眠）で、体温リズムを▼（最高値）で示す。図はダブルプロットされている。

も対応する特性があり、リズムの角速度は光の照度に依存して変化し（アショフの法則）、リズム位相は光に反応して瞬時に変化する（位相反応）。

従来、サーカディアンリズムの光同調は主として位相反応を利用したノンパラメトリック同調であると考えられてきた。つまり、リズム同調はサーカディアンリズムの内因性周期（τ）と24時間との差（$\Delta\tau$）を光による位相反応で補うことで達成される。ノンパラメトリック同調は単に生物時計の周期を見かけ上24時間に合わせるだけでなく、生物時計に支配されて振動している生体機能と明暗サイクルとの間に一定の位相関係を確立することができ、まさにこの点に生物時計の生理学的意義があると考えられる。すなわち、ある機能が最もよく発揮されるタイミングと昼夜変化の特定の時刻が対応することは、その個体や種が生存するうえで重要な意味をもつ。例えば、夜行性のリスの視交叉上核を破壊して行動リズムを消失させると、リスは夜だけでなく昼も行動するようになる。その結果、捕食動物に遭遇する確率が高くなり、生存の可能性が低下する。

4) ノンパラメトリック同調

ヒト生物時計の光同調がノンパラメトリック同調であることの状況証拠は多いが、結論は得られていない。その理由の一つは、光に対する位相反応が実験方法により異なることで（図5）、Czeislerらのグループは睡眠覚醒リズムを24時間に同調させた条件下で9,000ルクスの高照度光を3日間同じ時刻に当てることで、12時間にも及ぶ位相反応（タイプ0）を報告しており[19]、一方われわれは、古典的なフリーラン実験で同程度の光照度のパルス照射で最大4時間程度の位相反応しか得ていない[17]。

また、ヒトサーカディアンリズムの内因性周期に関しても見解が一致していない。Czeislerらは脱同調法により24時間にきわめて近い周期（24.2時間）を報告しているのに対し、われわれを含む他のグループは視覚が正常な被験者では25時間前後、視覚障害者で24.5時間の内因性周期を得ている。もしCzeislerらが言うように内因性周期が24.2時間であれば、サイクルごとに必要な位相前進反応の大きさは0.2時間であり、彼らが示したタイプ0の位相反応曲線ではこの値を得るにはきわめて限られた時刻に光に当たらなければならないし、もし当たる時刻がずれるとリズムは大きく変位してしまう。一方、内因性周期が25時間とすると、われわれの示した位相反応曲線では午前の早い時刻に光に当たることにより位相前進が達成

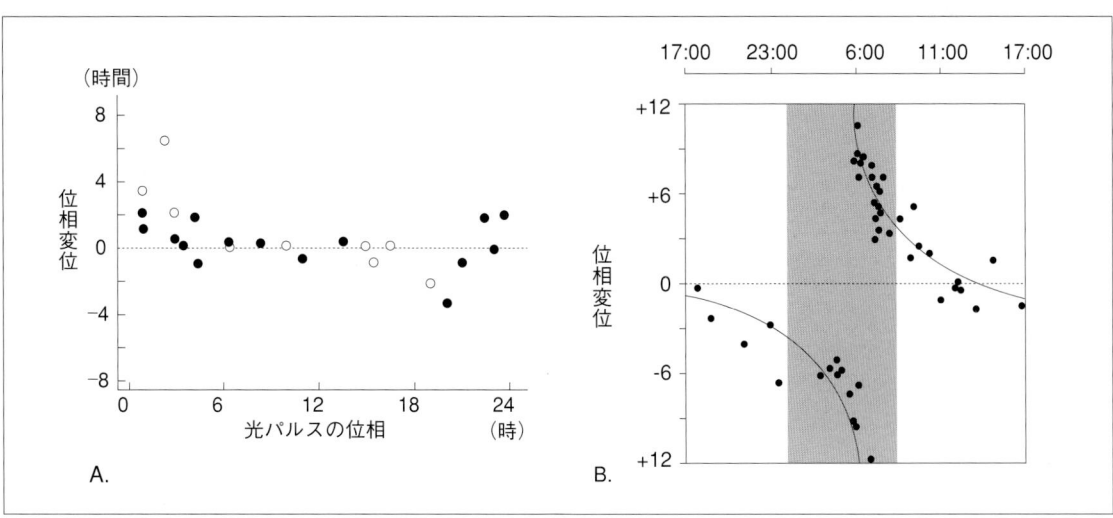

図5 光に対する位相反応曲線
A：フリーランしている生体リズムに光パルスを与えて作成した位相反応曲線（○は文献17、●は文献20による）、
B：同調条件下で3回の光パルスによる位相反応曲線（文献19による）。位相反応は、＋が前進、−が後退を表す。

され、また日中の光ではリズムはあまり変化しない。

したがって、目的論的ではあるが、Czeislerの実験結果を従来どおりに解釈すると、ヒト生物時計の光同調はノンパラメトリック同調ではありえないことになる。一方、われわれの実験結果からは、ヒト生物時計の光同調はノンパラメトリック同調であると結論しても不自然は生じない。

5）未解決の問題

リズムの光位相反応は暗から明、あるいは明から暗の光照度の変化が信号となって生じると考えられている。また、照度変化が大きいほど位相反応も大きい。しかし光パルスを用いた実験では、位相反応の大きさは照度変化とパルス時間の積に比例しており、上限はあるもののパルス時間が長くなれば位相反応も大きくなる。

ヒトの場合、網膜を刺激する光の量はその個人の光環境や生活習慣で大きく変わる。また、光による位相反応曲線は一般に位相前進部分と後退部分からなる。ヒトの場合、午前中の光が位相前進を、夕方の光が位相後退を引き起こす。ノンパラメトリック同調では、この差し引きが$\Delta\tau$と一致すればリズム同調が達成されることになる。微妙な調節法である。それにもかかわらず、多くの人が24時間に同調している。ヒトには生物時計を刺激する光量を厳密に調節している機構が存在しているのだろうか。光量を調節している可能性があるとすれば、それは睡眠覚醒リズムである。規則正しい睡眠覚醒リズム（生活リズム）は二次的に光に曝露されるタイミングと量を調節しており、リズム同調に貢献していると考えられる。

位相反応の大きさは内因性周期に依存する。内因性周期が24時間に近いほど、位相反応の大きさは小さくなる。すでに述べたが内因性周期には同調のアフター効果があり、ヒトでもフリーランの直後のリズム周期は24時間に近いが、フリーランを続けるうちに周期が延長してくる。アフター効果は、光に対する感受性を低下させて危険な位相反応を防止するとともに、リズム周期を24時間に近づけることで外的脱同調を予防する適応的な意味をもつ。この現象を説明する一つの仮説は、サーカディアン振動体に2つのサブ振動体を仮定することである。ヒトにも2つのサブ振動体があるかどうかは不明である。

2．非光同調

ヒト以外の動物では、温度や社会的行動など光以外の環境因子に同調するサーカディアンリズムの例が知られている。ヒトの隔離実験でも、非光同調と考えられた例が寓話的に報告されている。一方、視覚障害者のリズム研究によれば、完全な失明者の約半数はメラトニンリズムがフリーランしていたり、同調に異常がみられるが、残りの半数ではほぼ正常なリズム同調がみられる[21]。リズム同調している視覚障害者の一部に、形態視は障害されているが網膜視床下部路が正常に機能している例が報告されており、眼球を摘出していない視覚障害者は光同調できる可能性がある[22]。しかし、そのような例はごく一部と思われ、他の多くの視覚障害者は非光同調していることが想定される。

1）部分同調

健常人を対象とした隔離実験で、暗期に低照度の補助照明が使えない条件で明暗サイクル（絶対的明暗サイクル）を24時間周期で与えると、生体リズムのフリーランを阻止できる。補助照明が使える条件ではリズムはフリーランするので、このリズム同調は光同調というよりも厳密な生活スケジュールによる同調と考えられる。暗期はベッドに横になること以外何もできないからである。絶対的明暗サイクルは光同調因子と非光同調因子が混在していると考えられる。

絶対的明暗サイクルの周期を24時間から段階的に28時間まで延長させると、睡眠覚醒リズムは28時間周期に追従するが、体温リズムは26時間前後で脱同調し、独自の周期を示す。この状態は一種の内的脱同調であるが、部分同調ともいう。しかし、睡眠覚醒リズムの同調が真のリズム同調なのか、単に暗期と明期で睡眠と覚醒が強制されたのか（マスキング）が問題となる。残念ながら、この実験では睡眠覚醒リズムが真に同調していた

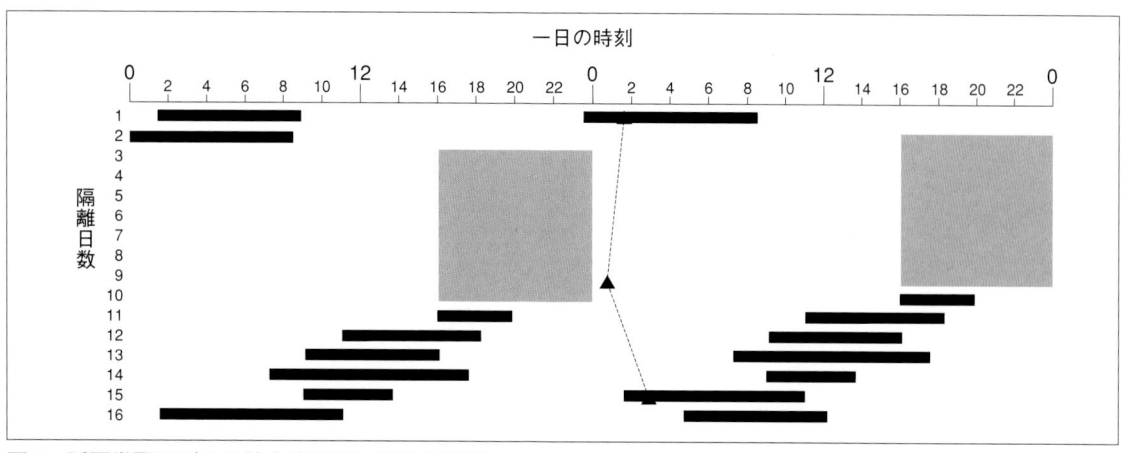

図6 睡眠覚醒リズムの社会的因子に対する同調
バーは睡眠時間帯、▲は血中メラトニンリズムの最高値位相を表す。灰色部分は強制的スケジュールにおける休息時間帯である。図はダブルプロットされている。

かどうかは検討されていない。

一方、日常生活で睡眠覚醒リズムは同調しているが、血中メラトニンリズムがフリーランしている部分同調が報告されている[23]。最近われわれは、低照度条件下での脱同調パラダイムとフリーラン実験により睡眠覚醒リズムが強制的生活スケジュールにリズム同調することを明らかにし、しかもそのリズム同調はメラトニンリズムなどのサーカディアンリズムとは独立していることを証明した(図6)。さらにその際、サーカディアンリズムもある程度強制的生活スケジュールに影響されることも明らかとなった。また逆のケース、つまりサーカディアンリズムが24時間周期に同調し、睡眠覚醒リズムがフリーランする例も報告されている[1]。

以上の実験結果を整理すると、①リズム同調は、体温リズムやメラトニンリズムなどのいわゆるサーカディアンリズムと睡眠覚醒リズムではメカニズムが異なる、②生活スケジュールなどの非光因子は睡眠覚醒リズムを同調させるが、サーカディアンリズムに対してはあまり強い作用をもたない、③同調因子の条件によって、睡眠覚醒リズムあるいはサーカディアンリズムのどちらかが同調し、他方がフリーランする内的脱同調が生じる。以上を2振動体仮説の立場からまとめたのが、図7に示すモデルである。

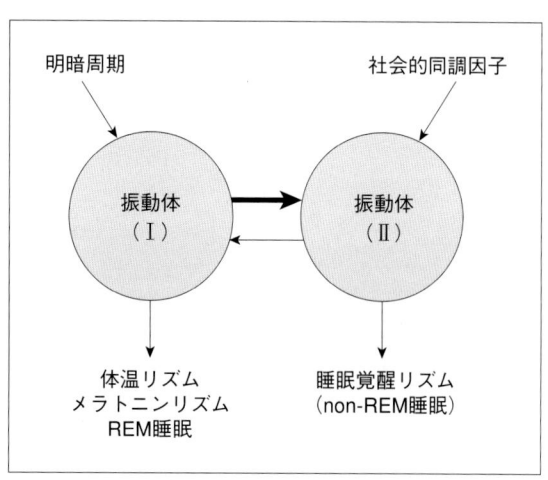

図7 ヒト生物時計の2振動体仮説

2) 身体的運動

絶対的明暗サイクルの実験から、サーカディアンリズムがある程度非光因子に影響されることが示された。一方、げっ歯類では輪回し運動がサーカディアンリズムの周期や位相を変えることが報告されており、ある種の運動からサーカディアン振動体へのフィードバックが想定されている。ヒトでもサーカディアンリズムに対する身体運動の効果が検討されてきた。

まず、フリーラン実験で覚醒期間に身体的運動を負荷することが周期に影響するかどうかを確か

めた実験では、対照群との間に有意差は見いだせなかった[1]。一方、夜間の運動はメラトニンリズムの位相を後退させることが報告されている[24]。われわれは、低照度の隔離実験で生活スケジュールを毎日30分ずつ前進させたとき、同時に日中の身体運動（自転車エルゴメーターによる15分のインターバル走行を2時間）を負荷することによってサーカディアンリズムの脱同調が阻止されることを見いだし、身体運動はサーカディアンリズムの同調に促進的に作用することを報告している[25]。ただし身体運動の同調効果は弱く、身体運動を日中に1サイクルだけ負荷してもメラトニンリズムの位相は有意に変化しない。また、身体運動のどの要素が同調因子として作用するのかは不明である。

3. リズム同調の季節変動

1）日長変化

日長や光のエネルギーは季節によって変化するので、サーカディアンリズムの光同調にも影響することが想定される。動物実験では明暗サイクルの明（L）と暗（D）の比（LD比）を変化させると、サーカディアンリズムの同調様式が変化する。

自然観察的な研究では、睡眠のタイミングや長さ、体温リズムや血中メラトニンリズムの位相に季節変動が認められている。睡眠の長さは夏で短く、冬で長い。就眠時刻および起床時刻は夏で早く、冬で遅い。同様に、体温リズムや血中メラトニンリズムの位相は夏で前進しており、冬で後退する[26]。つまり、生体リズムは冬に比べ夏でより位相前進している。これらの結果はサーカディアンリズムのノンパラメトリック同調から説明がつく。夏は早朝から明るい光が差し込み、冬は日の出が遅く陽の光も弱い。リズム同調に必要な位相反応は夏でも冬でも同じなので、同調時の生物時計の位相は夏でより前進する。しかし、人工照明を制限した準自然的生活では、夏に位相後退が、冬に位相前進がみられたとの報告がある[27]。

2）生活スケジュールによる修飾

リズム同調の季節変動にも生活スケジュールあるいは随伴する人工的明暗サイクルが関与していると思われる。極地では季節による日長変化が大きく、夏は白夜が続き、冬は一日中太陽が昇らない。このような極端な日長変化のもとで、ヒト生体リズムの季節変動を調べた研究が複数ある。被験者が基地の軍人で、1年を通して厳格な日課のもとで生活した場合、生体リズムの季節変動はほとんどみられなかった[28]。一方、特に決められた日課や義務がない被験者は生体リズムがフリーランしている[29]。われわれが調べた南極ドーム基地の越冬隊員では、生体リズムの季節変動幅は約2時間で、札幌で調べた場合と同じであった[30]。

これらの結果は、スケジュールによって決められた睡眠覚醒リズムや人工照明が自然の光条件に重畳して生物時計に作用し、最終的にリズム同調を決めていることを示している。

サーカディアンリズムと睡眠の発達と老化

1. 生物時計とサーカディアンリズム

新生児の睡眠覚醒は出生直後は多相性であるが、数週間でサーカディアンリズムを形成する。ラットの行動リズムは出生後2〜3週間に出現し、同じころに血中副腎皮質ホルモンのリズムが認められるようになる。一方、松果体のメラトニン合成酵素活性リズムは出生後数日で検出される。このように、機能によってリズム発現の時期が異なる（図8）。さらに生物時計が局在する視交叉上核の時計遺伝子発現リズムは胎生19日で認められ、生物時計は出生前から機能していると考えられる[31]。生物時計の機能開始とサーカディアンリズムの発現時期との差は、生物時計からのリズム信号が末梢のリズム発現器官に達する伝達経路の発達が遅いためと考えられる。同じような差がヒトでも存在するか否かは不明である。

同様の時間差は老化過程にも認められる。老化に伴い、体温リズムや血中メラトニンリズムの振幅が著しく低下することが報告されているが、このことは高齢者の生物時計の振動が減弱していることを必ずしも意味しない。高齢者では、末梢血

図8 ラットにおける生体リズムの発現時期

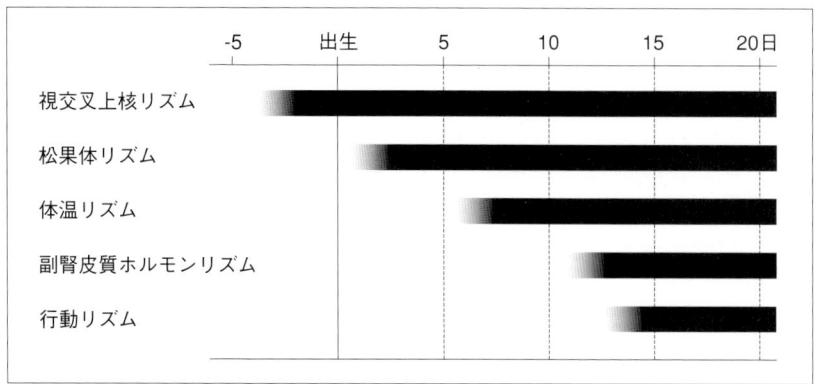

管の動脈硬化や松果体の石灰化が進行したために、リズム振幅が低下したのかもしれない。また、高齢者の生活スタイルが血中メラトニンのリズム振幅に影響していることを示唆する報告もある[32]。動物実験では、行動リズムやホルモンリズムの振幅が低下した老齢ラットでも、視交叉上核の時計遺伝子発現リズムは若年ラットと同じ振幅を示している。

2. リズム同調の生後発達と老化

　新生児では、同調した睡眠覚醒リズムが現れる前に、フリーランリズムが認められる場合がある。新生児のサーカディアンリズムが光同調しているのか、授乳などの保育行動の非光因子に同調しているのかは議論がある。生後8日齢から、24時間連続照明下で保育した新生児と人工的な明暗サイクル下で保育した児のリズムを比較した研究では、出生数週ですでにリズム同調していることが示唆されている[33]。一方ラットでは、網膜からの光信号を生物時計に伝達する視神経が完成する生後7日目までは、仔ラットの生物時計は母ラットの行動リズムに同調していることが示されている。

　高齢者では、睡眠覚醒リズムやサーカディアンリズムの位相が前進しているとの報告がある。同調理論によれば同調時のリズム位相は内因性周期に依存するので、高齢者ではリズム周期の短縮が想定されている。しかし、脱同調法で測定したサーカディアンリズムの周期は若年者と老齢者では差はなかった。ヒトのリズム同調の特殊性は人工照明の利用で、自然の明暗サイクルへの同調のほかに、夜は人工照明があるので覚醒レベルを維持できれば遅くまで起きていることができ、その結果リズム同調が修飾される。高齢者では人工照明のもとで覚醒レベルを維持するのが困難になるので早く就寝し、リズム位相が前進するとも考えられる。また覚醒レベルの低下により、睡眠の多相性化や徐波睡眠の減少など睡眠の質の変化が睡眠の長さに影響し、二次的にリズム同調を修飾することも考えられる。

生物時計の仕組み

サーカディアン振動体

1. 視交叉上核

　哺乳類の主たるサーカディアン振動体は視床下部視交叉上核に存在する。視交叉上核は第三脳室を挟み、視交叉直上に位置する前後に長い卵円形の神経核で、一側に約8,000個のニューロンを含む（図9）。視交叉上核を両側性に破壊すると行動リズムが消失し、また視交叉上核からの遠心性神経線維を切断すると、視交叉上核はサーカディアンリズムを振動しつづけるが、他の脳部位のリズムや行動リズムは消失する。

　サーカディアンリズムの発信源は個々のニュー

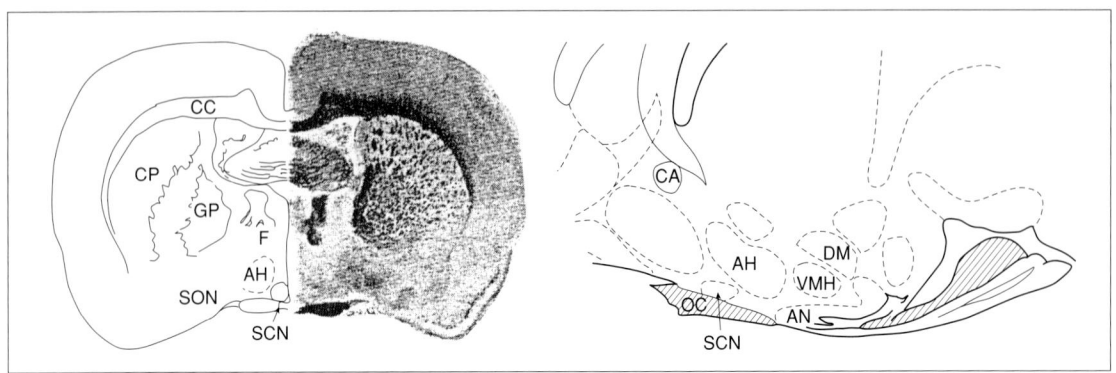

図9 ラット視交叉上核
左図はラット脳の視交叉上核レベルでの前額断図、右図は正中部における矢状断図を示す。SCN：視交叉上核、SON：視索上核、AH：前視床下部、OC：視交叉、AN：弓状核、CA：前交連、DM：背内側核、VMH：腹内側核、CC：脳梁、CP：線条体（尾状核・被殻）、GP：淡蒼球。

ロン内にある。新生仔ラットの視交叉上核ニューロンを多電極デッシュ上に分散培養し、単一ニューロンの発射活動を数週間にわたって連続記録すると、個々のニューロンに周期の異なるサーカディアンリズムが認められる[34]。リズム周期は正規分布し、その平均値は24.3時間で恒常暗で測定した行動リズムのフリーラン周期と一致している。同様の結果が視交叉上核の形態を維持した組織培養でも得られるが、リズム周期の分布範囲は分散培養よりも狭い。これらの事実から、視交叉上核の個々のニューロンに独自のサーカディアン振動体が存在し、ニューロン間のコミュニケーションによりシステムとしての視交叉上核振動系のリズムが形成されることが示唆される。

ニューロン間コミュニケーションが障害されると、個々のニューロンにおけるサーカディアン振動は正常でも、視交叉上核としてのリズムが形成されなくなる。哺乳類における生物時計の分子生物学的研究の引き金になった Clock 変異マウスは、行動リズムが恒常暗で消失する。後に述べるが、責任遺伝子である Clock の遺伝子産物はサーカディアンリズムの発信源と考えられている分子 feed-back loop の構成分子であり、行動リズムの消失はこの loop が機能しなくなったためと考えられてきた。Clock 変異マウスでは視交叉上核のリズムも消失している。Clock 変異マウスの視交叉上核を培養し、個々のニューロンから電気活動を経時的に測定することによって、ニューロンレベルではサーカディアンリズムは消失しておらず、ただリズム周期が極端に延長していることが判明した[35]。この結果は、Clock 変異マウスにおける行動リズムの消失はサーカディアン振動が消失したためではなく、視交叉上核レベルにおいてニューロン間コミュニケーションの障害によって個々の振動が相殺され、システムとして振動が形成されなくなったことによる可能性が強い。リズム周期の極端な延長がリズム同調を困難にしているのかもしれない。

2．時計遺伝子と分子振動系

時計遺伝子はサーカディアンリズムの発振に直接関与する遺伝子と定義できるが、サーカディアンリズムの発振機構が不明なので時計遺伝子がいくつあるのかはまだわかっていない。最初に同定されたのが Clock 変異マウスの責任遺伝子 Clock で、この遺伝子は bHLH 型の転写調節因子（CLOCK）をコードしている。また、ほぼ同時にショウジョウバエで時計遺伝子であることが判明していた Per 遺伝子の哺乳類ホモログがクローニングされた。さらに、bHLH 型の転写調節因子（BMAL1）をコードする遺伝子が発見され、後に時計遺伝子であることが明らかとなった。その後、

植物ではDNA修復作用をもつ*Cryptochrome*をコードする遺伝子（*Cry*）が哺乳類では時計遺伝子であることが見いだされた。*Clock*以外の遺伝子には相同遺伝子が存在し、ファミリーを形成している。

4種類の遺伝子は相互に作用し、loopを形成している[36]。転写調節因子であるCLOCKとBMAL1はヘテロダイマーとなって遺伝子*Per*のプロモーター領域にあるEボックスに結合する。これにより*Per*遺伝子の転写が活性化され、PermRNA、PER蛋白が合成される。PER蛋白はCRY蛋白と結合して核内に移行し、CLOCK/BMAL1の転写活性作用を抑制する。すなわち、*Per*遺伝子の転写調節をめぐってfeedback loopが形成されており、PERやCRYは負の因子、CLOCKやBMAL1は正の因子として作用している。このfeedback loopが一巡するのに約24時間かかると考えられており、このloopがサーカディアンリズムの発信源と見なされている（図10）。最近われわれは、軟骨細胞の発生分化に関係する遺伝子*Dec 1、2*がCLOCK/BMAL1による*Per*遺伝子の転写活性を強力に抑制する蛋白をコードしていることを見いだした[37]。*Dec 1、2*の遺伝子発現はCLOCK/BMAL1によって活性化されるので、ここにもloop構造がみられる。サーカディアンリズムを発振している分子振動系は複数の時計遺伝子と互いに入り込んだ複数のloopから構成されていると思われる。

リズム同調機構

1. 網膜視床下部路

視交叉上核には網膜から視神経が直接分布しており、この神経路を網膜視床下部路という。視交叉上核に光信号を送る機構については不明な点が多い。網膜の光受容細胞（視細胞）は杆体細胞と錐体細胞であるが、両方の細胞が欠損している変異動物でもサーカディアンリズムの同調がみられ、これらの細胞はリズム同調に必要はない[38]。一方、網膜の神経節細胞が光に反応することが明らかとなり、リズム同調に関する光情報は神経節細胞を介して送られている可能性がある。

網膜視床下部路の神経伝達物質はグルタミン酸と考えられている。グルタミン酸が視交叉上核ニューロンのNMDA受容体に結合することによりCaイオンが細胞内に流入し、引き続いてカルモジュリンのリン酸化、Rasを介したMAPキナーゼのリン酸化、CREBのリン酸化、NO合成酵素の活性化などが誘導され、最終的に分子振動系の遺伝子発現や分子のリン酸化が変化してフィードバック動態を変えると想定されている。サーカディアンリズムの光同調は光に対する位相依存性的な反応が基本にある。時計遺伝子*Per1*や*Dec1*の転写活性は光によって促進されることが知られており、その反応はリズム位相に依存している。光パルスにより行動リズムの位相が大きく変化するのは主観的夜に光が当たったときであるが、光によって時計遺伝子の発現が増強するのはこの時間帯である。

2. その他の入力経路

視交叉上核には、網膜視床下部路のほかにも脳のいくつかの部位から神経投射を受けている。まず、同じ視覚系で外側膝状体の膝間小葉と呼ばれる部位から視交叉上核にニューロンが投射してい

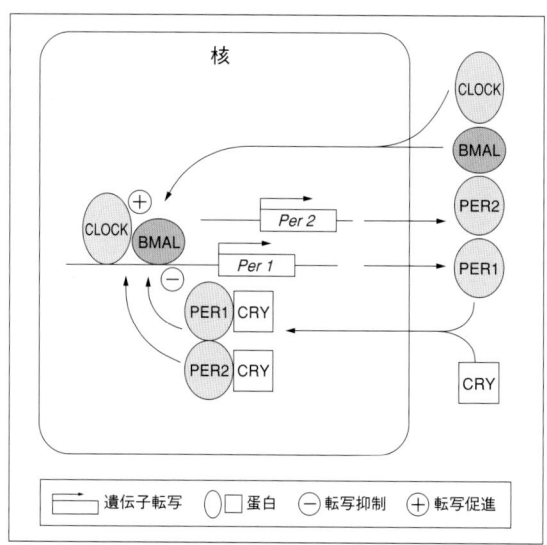

図10 サーカディアンリズムの発現に関する分子フィードバック仮説

る。その伝達物質はGABAとニューロペプチドYである。また、中脳縫線核からセロトニンを伝達物質とするニューロンが視交叉上核に投射している。さらに、後視床下部の乳頭結節からはヒスタミンを伝達物質とするニューロンが投射している。これらの神経系は非光同調に関係していると考えられている。

サーカディアンシステム：中枢振動体と末梢振動体

　行動リズムの詳細な解析から、視交叉上核の中枢時計とは別に行動を直接駆動する末梢時計の存在が示唆されていた。時計遺伝子が同定されてからは、時計遺伝子の発現が中枢時計である視交叉上核以外にもみられること、その発現にサーカディアンリズムがあること、視交叉上核での発現リズムから脱同調すること、中枢時計のない末梢組織の培養系でも時計遺伝子の発現リズムが数サイクルにわたってみられることなどから、視交叉上核以外の組織にもサーカディアン振動体が存在することが確実となった[39]。すなわち、生物時計は視交叉上核の中枢振動体とそれ以外の組織の末梢振動体からなるサーカディアンシステムを構成している。末梢振動体は、ヒト睡眠覚醒リズムを駆動する振動体の候補であり、その機能解析と中枢時計との関係の解明はヒト睡眠覚醒リズムのメカニズムを理解することにつながる。

　末梢振動体の1つの例がメタンフェタミン（MAP）慢性投与ラットの行動リズムを支配する振動系である。ラットにMAPを飲み水に溶かして数週間投与すると、行動リズムが多相性から単相性へと変化し、さらに明暗サイクルに同調しなくなる。この行動リズムは視交叉上核のリズムから解離し、視交叉上核を破壊した動物でも発現する。振動体の局在は不明であるが、大脳皮質や線条体の時計遺伝子発現リズムが行動リズムと強く相関している[40]。MAP慢性投与ラットの行動リズムは多くの点でヒトの睡眠覚醒リズムと似ており、モデル動物と考えられる。

文献

1) Wever RA: Influence of physical workload on freerunning circadian rhythms of man. Pflugers Arch 381: 119-126, 1979.
2) 本間研一, 本間さと, 広重 力: 生物リズムの研究. 北海道大学図書刊行会, 札幌, 1989.
3) Czeilser CA, Duffy JF, Shanahan TL, et al.: Stability, precision, and near-24-hour period of the human circadian pacemaker. Science 284: 2177-2181, 1999.
4) Aschoff J: Exogenous and endogenous components in circadian rhythms. Cold Springer Harbor Symp Quant Biol 25: 11-26, 1960.
5) Endo T, Honma S, Hashimoto S, et al.: After-effect of entrainment on the period of human circadian system. Jpn J Physiol 49:425-430, 1999.
6) Dijk DJ, Duffy JF, Czeisler CS: Circadian and sleep/wake dependent aspects of subjective alertness and cognitive performance. J Sleep Research 1:112-117, 1992.
7) Cambell SS, Dawson D, and Zulley J: When the human circadian system is caught napping: Evidence for endogenous rhythms close to twenty-four hours. Sleep 16:638-640, 1993.
8) Aschoff J: Circadian rhythms in man: a self-sustained oscillator with an inherent frequency underlies human 24-hour periodicity. Science 148:1427-1432, 1965.
9) Honma K and Honma S: Circabidian rhythm: its appearance and disappearance in association with a bright light pulse. Experientia 44:981-983, 1988.
10) Aschoff J: Time perception and timing of meals during temporal isolation. In Circadian Clocks and Zeitgbers, Hirosige T and Honma K(eds.), Hokkaido University Press, Sapporo, pp. 3-18, 1985.
11) Lund R: Personality factors and desynchronization of circadian rhythms. Psychosom Med 36:224-228, 1974.
12) Daan S, Beersma DGM, Borbely AA: Timing of human sleep: recovery process gated by a circadian pacemaker. Am J Physiol 246:R161-R178, 1984.
13) Aschoff J, Fatranska M, Giedke H, et al.: Human circadian rhythm in continuous darkenss: entrainment by social cues. Science 171:213-215, 1971.
14) Honma K, Honma S, Wada T: Entrainment of human circadian rhythms by artificial bright light cycles. Experientia 43:572-574, 1987.
15) Czeisler CA, Allan JS, Strogatz SH, et al.: Bright light resets the human circadian pacemaker independent of the timing of the sleep-wake cycle. Science 233:667-671, 1986.
16) Honma K, Honma S, Wada T: Phase-dependent shifts of free-running human circadian rhythms in

response to a single bright light pulse. Experientia 43:1205-1207, 1987.
17) Honma K and Honma S: A human phase-response curve for bright light pulse. Jap J Psychiat Neurol 42:167-168, 1988.
18) Boivin DB, Duffy JF, Kronauer RE et al.: Dose-response relationships for resetting of human circadian clock by light. Nature 379: 540-542, 1996.
19) Czeisler CA, Kronauer RE, Allan JS, et al.: Bright light induction of strong(type 0) resetting of the human circadian pacemaker. Science 244:1328-1333, 1989.
20) Minors DS, Waterhouse JM, Wirtz-Justice A: A human phase-response curve to light. Neurosci Lett 133:36-40, 1991.
21) Sack RL, Lewy AJ, Blood ML, et al.: Circadian rhythm abnormalities in totally blind people: Incidence and clinical significance. J Clin Endocrinol Metab 75:127-134, 1992.
22) Czeisler CA, Sharahan TL, Klerman EB, et al.: Suppression of melatonin secretion in some blind patients by exposure to bright light. N Engl J Med 332:6-11, 1995.
23) Hashimoto S, Nakamura K, Honma S, et al.: Free-running circadian rhythm of melatonin in a sighted man despite a 24-hour sleep pattern: a non-24-hour circadian syndrome. Psychiatry Clin Neurosci 51:109-114, 1997.
24) Buxton OM, Framl SM, L'Hermite-Bateriaux M, et al.: Roles of intensity and duration of nocturnal exercise in causing phase delays of human circadian rhythms. Am J Physiol Endocinol Metab 273:E536-E542, 1997.
25) Miyazaki T, Hashimoto S, Masubushi S, et al.: Phase-advance shifts of human circadian pacemaker are accelerated by daytime physical exercise. Am J Physiol Regulatory Integrative Comp Physiol 281:R197-R205, 2001.
26) Honma K. Honma S, Kohsaka M, et al.: Seasonal variation in the human circadian rhythm: dissociation between sleep and temperature rhythm. Am J Physiol 262:R885-R891, 1992.
27) Maruta N, Natsume K, Tokura H, Kawakami K, et al.: Seasonal changes of circadian pattern in human rectal temperature rhythm under semi-natural conditions. Experientia 15:294-296, 1987.
28) Weitzman ED, Degraaf AS, Sassin JF, et al.: Seasonal patterns of sleep stages and secretion of cortisol and growth hormone during 24 hour periods in northern Norway. Acta Endocrinol 78:65-76, 1975.
29) Kennaway DJ and Van Drop CF: Free-running rhythm of melatonin, cortisol, electrolytes, and sleep in humans in Antarctica. Am J Physiol 260: R1137-R1144, 1991.
30) Yoneyama S, Hashimoto S, Honma K: Seasonal changes of human circadian rhythms in Antarctica. Am J Physiol 277:R1091-R1097, 1999.
31) Shimomura H, Moriya T, Sudo M, et al.: Differential daily expression of Per1 and Per2mRNA in the suprachiasmatic nucleus of fetal and early postnatal mice. Eur J Neurosci 13:687-639, 2001.
32) Mishima K, Okawa M, Shimizu T, et al.: Diminished melatonin secretion in the elderly caused by insufficient environmental illumination. J Clin Endocrinol Metab 86:129-134, 2001.
33) Martin du Pan R: Some clinical applications of our knowledge of the evolusion of the circadian rhythm in infants. In Chronobiology. Scheving LE, Halberg F, Pauly JE (eds.), Igaku Shoin, Tokyo, pp. 342-347, 1974.
34) Welsh D, Logothetis D, Meister M, et al.: Individual neurons dissociated from rat suprachiasmatic nucleus express independently phased circadian firing rhythms. Neuron 14:697-706, 1995.
35) Nakamura W, Honma S, Shirakawa T, et al.: Clock mutation lengthens the circadian period without dampling rhythms in individual SCN neurons. Nature Neurosci 5:399-400, 2002.
36) Reppert SM, Weaver DR: Molecular analysis of mammalian circadian rhythms. Annu Rev Physiol 63:647-676, 2001.
37) Honma S, Kawamoto T, Takagi Y, et al.: Dec1 and Dec2 are regulators of the mammalian molecular clock. Nature 419:841-844, 2002.
38) Freedman MS, Lucas RJ, Soni B, et al.: Regulation of mammalian circadian behavior by non-rod, non-cone, ocular photoreceptors. Science 284:502-504, 1999.
39) Stokkan KA, Yamazaki S, Tei H, et al.: Entrainment of the circadian clock in the liver by feeding. Science 291:490-493, 2001.
40) Masubuchi S, Honma S, Abe H, et al.: Clock genes outside the suprachiasmatic nucleus involved in manifestation of locomotor activity rhythm in rats. Eur J Neurosci 12:4206-4214, 2000.

（本間研一）

臨床編

はじめに

1．睡眠は生物にとって必要なのか

　ヒトは、睡眠と覚醒を交互に繰り返しながら生きている。人生の約1/3を占める睡眠には、一体どのような意味があるのだろうか。睡眠は、ヒトをはじめとする生物にとって必要なのだろうか。

　この疑問に答えるためには、睡眠を奪うとその後どのような精神・身体面の変化が生じるかを観察すればよい。このような実験を断眠実験という。ヒトについては、健康なボランティアを対象として、3～10日間にわたって断眠を行う実験がこれまでにいくつか行われてきた。これらの実験結果をまとめると以下のようになる。すなわち、2～3日以上断眠すると極度の眠気が常時出現するようになり、数秒間というごく短時間の睡眠（微小睡眠 micro-sleep という）が出現するようになる[1]。この微小睡眠は開眼していても起こる。また、微小睡眠に伴って、注意力の低下、認知機能の低下、誤認、錯覚、焦燥、怒りっぽさなどの精神症状も現れてくる。しかし、断眠を中止して十数時間の十分な睡眠を1回とると（この睡眠では深い non-REM 睡眠が多くなる）、その後はこれらの精神症状は完全に消失する。なお、3～10日間の断眠を行っても、身体面で大きな変化は生じないという。しかし、睡眠時間が短縮すると、糖代謝やホルモン分泌、交感神経の活動が障害され、加齢性変化や生活習慣病が悪化する可能性が指摘されている[2]。

　一方ラットを、水や餌を自由に与えながら断眠状態に置くと、次第にエネルギー消費の増加、血中アドレナリン・血中コルチゾールレベルの増加が生じ、その後、体重減少や体温低下などが現れ、ついには断眠開始後2～4週で衰弱して死亡することが報告されている[3]。non-REM 睡眠や REM 睡眠だけを選択的に奪っても、やはりラットは3～7週後には死亡してしまう。

　睡眠が身体の病気の回復にとって必要であることは古くから知られていたが、睡眠と免疫の関係について科学的に研究されるようになったのは1980年代後半からである。例えば、ウサギにインフルエンザウイルスを静脈内投与すると、サイトカイン（ウイルスの増殖を抑制する物質）が血中に増加するとともに、深い non-REM 睡眠を増加させることが明らかにされている[4]。また睡眠中には、成長ホルモン、プロラクチン、甲状腺刺激ホルモンなどの代謝や免疫機能の増強に関連するホルモンが大量に分泌される。動物やヒトでは、免疫機能を増強させる物質は睡眠誘発作用をもっている。感染とともに活性化される免疫機能は、生体に睡眠をもたらすと同時に、積極的に身体を回復しようとするのである。逆に、長時間の覚醒やストレスは、免疫機能を増強するホルモンの分泌を抑制すると同時に、免疫機能を抑制する副腎皮質ホルモンの分泌を増加させる。

　このように生物では、長期にわたって睡眠が奪われると、それが大きなストレスとなって精神機能や身体機能においてさまざまな障害をもたらし、健康に重大な影響を及ぼすと考えられる。

2．現代社会と睡眠

　最近、ヒトの生命にとって不可欠であるはずの睡眠が次第に蝕まれてきた。「24時間社会」といわれるような休息を知らない社会への変化、大人だけでなく子供にもみられる夜型生活への変化、交代勤務者の増加、ストレスの増大、平均睡眠時間の短縮など、現代社会に生きる人々の睡眠障害が増加している。

　正常なヒトでは、生物時計（体内時計、生体時計）は脳の視床下部の視交叉上核にあると考えられている。この生物時計は、①サーカディアンリズムを発振する（発振機能）、②網膜に入った光の入力を網膜視床下部投射を介して受け取ることによって、発振機能のリズムを外界の明暗リズムに同調させる（同調機能）、という2つの機能を有している。ところが、例えば昼夜交代性勤務者のように、それまでの夜間に眠って日中に活動するという普通の生活パターンから、急に夜に覚醒して仕事を行い日中に睡眠をとるような生活パター

ンに変わると、生体の内部と外部（環境）の時計の時刻にずれが生じ、このずれによって種々の精神・身体機能にアンバランスが起きてくる。すなわち、夜間にその生体内部のリズムに合わせて体は眠ろうとしているにもかかわらず覚醒して仕事をしなければならない状況下では、精神・身体機能の不調和が生じてくる。また、日中に寝ようとしても良質の睡眠がとれなくなる。

近年、それまで単に不眠症や過眠症とみなされてきた症例が、実はサーカディアンリズム睡眠障害を有していることがわかってきた。すなわち、一次的に生体リズム機能の障害が存在し、その二次的な症状として不眠症や過眠症が出現している症例が見いだされてきたのである。睡眠相後退症候群 delayed sleep phase syndrome（DSPS）は、このような病気の代表といえる。DSPSの有病率は思春期の7％と報告されており、決してまれなものではない。DSPSでは睡眠時間帯が通常よりも慢性的に遅れているため、患者は努力しても適切な時刻に寝つけないので、昼ごろまで眠ってしまう。すなわち、寝つけないという点では不眠症として、また、昼ごろまで眠っているという点では過眠症としてみなされてしまう。このように、生体リズムの異常が、見かけ上の不眠症や過眠症をもたらすことがある。また、DSPSをもつ学生や会社員は、単なる寝坊による怠学や怠勤としてみなされる場合が非常に多く、学校や職場における重要な問題になりうる。

近代的医療設備を有する総合病院で入院治療を受けている患者や、ターミナルケアを受けている患者ではしばしばせん妄が出現するが、その治療は患者の生命予後やQOLに関連しているので重要である。せん妄では、睡眠覚醒リズム障害が早期から出現し、また、せん妄を示す患者に対して、睡眠覚醒リズムを正常化させるような治療を行うとせん妄がしばしば改善するため、せん妄と睡眠覚醒リズム障害との関連性が注目されている。

一方、社会問題となるような大きな事故が、サーカディアンリズム睡眠障害と関連して発生しうることが指摘されている。例えば、スリーマイル島原子炉爆発事故（1979年3月）、チャレンジャー号爆発事故（1986年1月）、チェルノブイリ原子力発電所の大事故（1986年4月）、アラスカ沖巨大タンカー座礁事故（1989年3月）は、寝不足による眠気が原因であったといわれている。また、交通事故は深夜や午後2～3時ごろの眠気が強い時間帯に多発する。このように、睡眠が不足した状況下では、作業能率や学業成績の低下、交通事故、産業事故などによって、多大な社会的・経済的損失が生じていると考えられている。米国では、このような経済的損失は年間5兆円であり、また、世界におけるこの損失は合計80兆円にものぼるという（1993年の試算）。

一方、1998年の白川ら[39]の報告によれば、日本では睡眠障害による経済的損失は約1.5兆円と推定されている。

3. 21世紀は「睡眠学」の時代である

以上述べたように、サーカディアンリズム睡眠障害をはじめとする睡眠障害は、現代社会において非常に注目されている。最近、日本学術会議は、①睡眠医学、②睡眠科学、および③睡眠社会学からなる「睡眠学」という新しい学術領域の創設と研究推進を提言している[5]。具体的には、①睡眠医学は、多数の睡眠障害の診断・治療をめぐる医療現場での問題点を解決する、②睡眠科学（神経生理学、薬理学、生化学、分子生物学、脳型コンピュータ）は睡眠医学を支援するとともに、ヒトの日常生活における快適な睡眠と覚醒を維持するための手法を提案する、③睡眠社会学は、日常生活上の健康・社会・経済問題を睡眠・覚醒の視点からとらえることによって、その問題点を明らかにし、睡眠医学と睡眠科学の方向性を調整していく[5]。このように21世紀は、睡眠医学、睡眠科学、そして睡眠社会学からなる「睡眠学」という広い立場から、睡眠を考えていく時代になるであろう。

サーカディアンリズム睡眠障害の研究の歩みと進歩

1. 脳波と睡眠研究

1929年、ドイツの精神医学者Bergerはヒトの脳に脳波（電位の変化）が存在することを発見した。この脳波の発見によって、睡眠中の脳波が記録されるようになり、ヒトの科学的な睡眠研究が始まった。米国のAserinskyとKleitman[6]は、ヒトの睡眠には、急速眼球運動 rapid eye movement（REM）が出現するREM睡眠と、REMが出現しないnon-REM（NREM）睡眠の2種類があることを見いだした。また、DementとKleitman[7]は、non-REM睡眠とREM睡眠が約90分の周期で反復して出現することを報告した。その後、急速に発展した電子工学をはじめとする学問・技術の進歩によって、脳波だけでなく筋電図や呼吸、血圧、体温などのさまざまな生体現象も睡眠中に同時に記録されるようになり、その結果、睡眠の生理と病態に関する多くの事実が明らかにされてきた。

2. 睡眠・覚醒にかかわる神経系

覚醒・睡眠にかかわる神経系についての最初の研究報告は、1930年オーストリアの内科医Economoによってなされた。彼は、当時流行した嗜眠性脳炎患者の死後脳を調査した結果、視床下部後部に病変をもつ症例では嗜眠が認められたが、視床下部前部に病変をもつ症例では著しい不眠が認められたことから、視床下部後部には覚醒中枢が存在し、視床下部前部には睡眠中枢が存在すると推定した。この考えは今なお支持されている。

米国のMoruzziとMagoun[8]は、ネコ中脳網様体の破壊実験の結果をもとに、中脳網様体から上行する神経活動が高まると、視床、視床下部、大脳皮質などの活動が高まって覚醒状態が生じ、逆に中脳網様体から上行する神経活動が低下すると睡眠が生ずる、という学説を提唱した。その後、脳幹下部には脳幹上部（特に中脳網様体）の活動を抑制して睡眠をもたらす機構があること[9]、ネコ橋被蓋背外側部の網様体にREM睡眠を発現する神経機構があること[10]、視床（前核および背内側核）に睡眠の発現に不可欠な神経機構があること[11]、などの重要な知見が次第に明らかにされてきた。現在、脳の機能は覚醒を基調としており、覚醒の抑制によって睡眠が出現すると考えられている[12]。

以下に、睡眠・覚醒にかかわる主な神経系について簡潔に述べる。

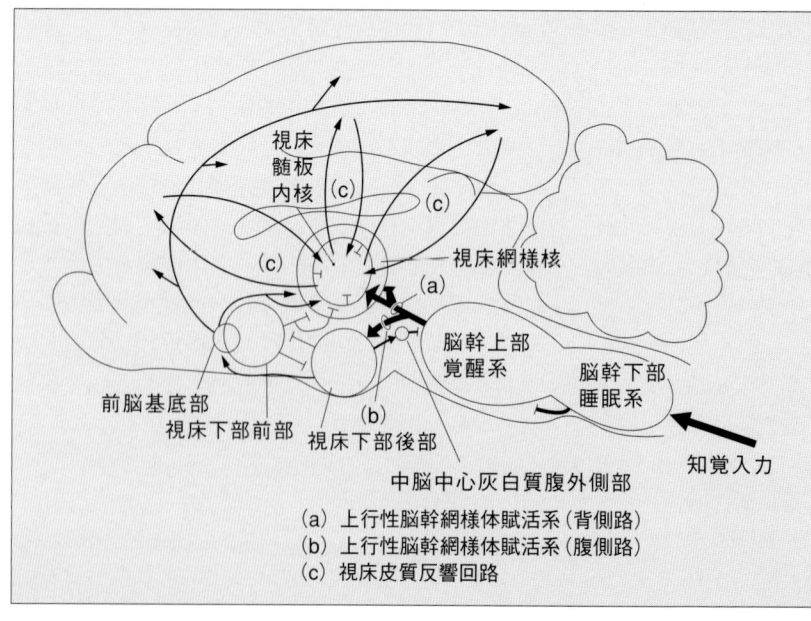

図1 覚醒・睡眠の実行神経系
（文献7より改変）
生理的には知覚入力、脳幹網様体賦活系の背側路（a）、視床髄板内核を経て視床皮質反響回路（c）による脳波の速波化が覚醒である。その際、背側路（a）が視床網様核を活性化し視床ニューロンの活動を適当に抑制することが大切である。視床網様核からの抑制が抑えられるのが入眠である。ただし実験的に視床が破壊されたりすると、腹側路（b）が使われる。

1）睡眠・覚醒にかかわる実行神経系（伝導路系）（図1）

この神経系は、①脳幹上部覚醒系（中脳橋網様核）→視床（髄板内核→非特殊核）→大脳皮質からなる上行性脳幹網様体賦活系（背側路）と、②脳幹上部覚醒系（中脳橋網様核）→視床下部後部→前脳基底部→大脳皮質からなる上行性脳幹網様体賦活系（腹側路）、から構成されている。脳幹上部覚醒系（中脳橋網様核）には、橋外側被蓋核・中脳脚橋被蓋核、青斑核、および縫線核群があり、これらの核からそれぞれアセチルコリン、ノルアドレナリン、およびセロトニン作動性ニューロン群が起始している。これらのニューロンはすべて覚醒系であり、また、視床下部後部にのみ存在するヒスタミンニューロンも覚醒系である。

脳幹上部からの興奮性入力に加えて、視床網様核の興奮によって視床ニューロンが適度に抑制されることによって、視床−皮質回路の脱同期化（速波化）が起こり、覚醒する。一方、脳幹上部からの興奮性入力の低下とともに、視床網様核の視床ニューロンに対する抑制が低下することによって、視床−皮質回路の同期化（徐波や紡錘波の出現）が起こり、入眠する。

Economo（1930）が報告したように、前脳基底部を含む視床下部前部は睡眠をもたらす系であり、視床下部後部は覚醒をもたらす系である。視床下部前部と後部は互いに抑制する回路を形成しており、睡眠と覚醒の発現に複雑に関与している。なお、視床下部前部の前脳基底部は入眠に関与していると考えられる。

脳幹下部には脳幹上部（特に中脳網様体）の活動を抑制して睡眠をもたらす神経機構があると考えられている。REM睡眠とnon-REM睡眠とが交代性に出現するのは、中脳・橋のアセチルコリン作動性ニューロンと、セロトニンおよびノルアドレナリン作動性ニューロンの間の複雑な相互作用による[13]。この交代性の出現全体をコントロールしているのは、上位脳幹、間脳、視床下部前部（前脳基底部）からの下行性神経支配であるという[14]。

2）睡眠・覚醒にかかわる調節神経系

この神経系は、モノアミン（ドパミン、ノルアドレナリン、アドレナリン、セロトニン、ヒスタミン）やアセチルコリンを伝達物質とするニューロン群である。これらのニューロン群は、少数の細胞体から膨大な神経終末を送っている。例えば、青斑核のノルアドレナリン含有細胞体は両側で約5万個しか存在しないが、大脳皮質の100億個以上のニューロンにノルアドレナリンを供給している。このように、調節神経系は、睡眠・覚醒にかかわる実行神経系のニューロン活動全体を調節していると考えられる。

3）大脳辺縁系

大脳辺縁系のような情動回路の興奮は、覚醒にかかわる神経系を興奮させ、逆に情動回路の抑制は覚醒にかかわる神経系を抑制することによって睡眠をもたらすと考えられている。抗不安作用と催眠作用をもつベンゾジアゼピン系薬物は、大脳辺縁系の興奮を抑制する抗不安作用と同時に、大脳辺縁系を抑制して脳幹ノルアドレナリン作動系への入力を遮断することによって催眠作用をもたらすと思われる。

4）視床の前核・背内側核

致死性家族性不眠症の研究から、視床の前核と背内側核における選択的な神経細胞脱落が不眠をもたらすことが明らかにされている[15]。

5）視交叉上核

動物では、サーカディアンリズムをもたらす生物時計は視交叉上核に存在する。この核から睡眠・覚醒にかかわる神経系に神経活動が伝えられることによって、覚醒・睡眠のサーカディアンリズムが出現する[16]。

3．睡眠物質

フランスのPiéron（1913）は、断眠を続けたイヌの脳脊髄液を別のイヌの脳内に注入すると、その注入を受けたイヌに睡眠がもたらされたことを報告した。同じころ、これと同様の実験がわが国の石森国臣（1909）によっても行われ、しかも同様の結果が得られていることは興味深い。これま

でに、デルタ睡眠誘発ペプチド、ムラミルペプチド、インターロイキン-1、インターフェロン、ウリジン、プロスタグランジンD_2、メラトニン、および生体内物質ノルジアゼパム（GABA受容体と複合体を形成しているベンゾジアゼピン受容体に働く作用を有する）などの睡眠物質が見いだされてきた[17]。しかし、これらの合成部位や体内動態、作用機序などについては不明な点も多い。

最近、反復性嗜眠病 recurrent stupor（数時間〜数日の嗜眠状態を反復することを特徴とする）の嗜眠状態では、脳脊髄液中の生体内物質エンドゼピン-4が正常値の数百倍に上昇していることが報告されている[10]。このエンドゼピン-4も睡眠物質の一つであると推定されている。

4. 時間生物学の進歩

近年、長足の進歩を遂げた研究分野の一つに時間生物学がある。生体リズムの周期には、心拍のような秒単位のもの、眠気のような約半日周期のもの（サーカセメディアン）、睡眠覚醒リズムや体温のような24時間のもの（サーカディアン）、約48時間のもの（サーカビディアン）、約7日のもの（サーカセプタン）、約半月のもの（サーカタイダル）、ヒトの女性の性周期のような約1ヵ月のもの（サーカルナー）、あるいは動物の性周期のような年単位のもの（サーカニュアル）などのリズムがある。このなかでも、サーカディアンリズムは、藍色細菌、アカパンカビ、ショウジョウバエ、ハムスター、ラットなど、地球上のほぼすべての生物が有する生命現象である。

1971年 Konopka らは、ショウジョウバエのサーカディアンリズムが、サーカディアンリズム遺伝子変異によって変化することを発見した。すなわち、遺伝子変異を起こす化学物質をショウジョウバエに投与すると、サーカディアンリズムが短くなるものや長くなるものが出現してくることがわかった。1972年、哺乳動物のサーカディアンリズムを刻む生体時計が、視床下部の視交叉上核に存在することが明らかにされた。その後 1984年に、ショウジョウバエにおいて *Period*（*Per*）と単離命名された「時計遺伝子」の変異がサーカディアンリズム異常に結びつくことが証明された。1988年、短いサーカディアンリズムを示すハムスターに *tau* 変異体が見つかり、また、このリズム異常が常染色体半優性遺伝形式で伝わったことから、哺乳類にも「時計遺伝子」が存在することが明らかになった。そしてついに1997年、IMS-PCR法とヒト17番染色体のゲノミックシークエンシングにより、ヒトおよびマウスにおいて *Per1* が単離された。その後も、*Per1/2/3*、*Clock*、*Brain and muscle arnt-like protein*（*BMAL*）*1/2*、*Cryptochrome1/2*、*tau* など、さまざまな「時計遺伝子」がヒトやマウスで相次いで報告された。なお、生体時計は中枢神経系のみならず末梢組織（肝、筋、肺など）にも存在することが示唆されている。したがって、例えば時差症候群の発症には、中枢と末梢の時計における周期のずれが関与している可能性もある。

現在サーカディアンリズムは、これらの「時計遺伝子」の転写・翻訳がもたらすいくつかの positive または negative feedback loops の複雑な相互作用の結果として出現していると考えられている。こうしたサーカディアンリズムのメカニズムは、アカパンカビ、ショウジョウバエ、マウスなど、進化の系統樹において離れた生物間においても共通していると考えられている。ヒトの基本的な体内時計の機構も、マウスなどの哺乳動物と共通していると考えられている。したがって、ヒトの生物時計関連遺伝子の機能異常が、サーカディアンリズム睡眠障害の一つの原因である可能性がある。

ヒトにおける興味ある知見として、以下のことが報告されている[18]。

①非24時間睡眠覚醒障害（Non-24）の患者では、メラトニン1A受容体の2つのミスセンス多型、すなわちR54W多型とA157V多型が、それぞれ正常人の約3倍と約2倍の頻度でみられることから、この受容体の機能変化がNon-24の発症に関与すると考えられる。

②ショウジョウバエの時計遺伝子 *Per* のヒトホモログの一つである *Per3* 遺伝子について、翻訳領域を含む全エクソンを解析した研究によれば、

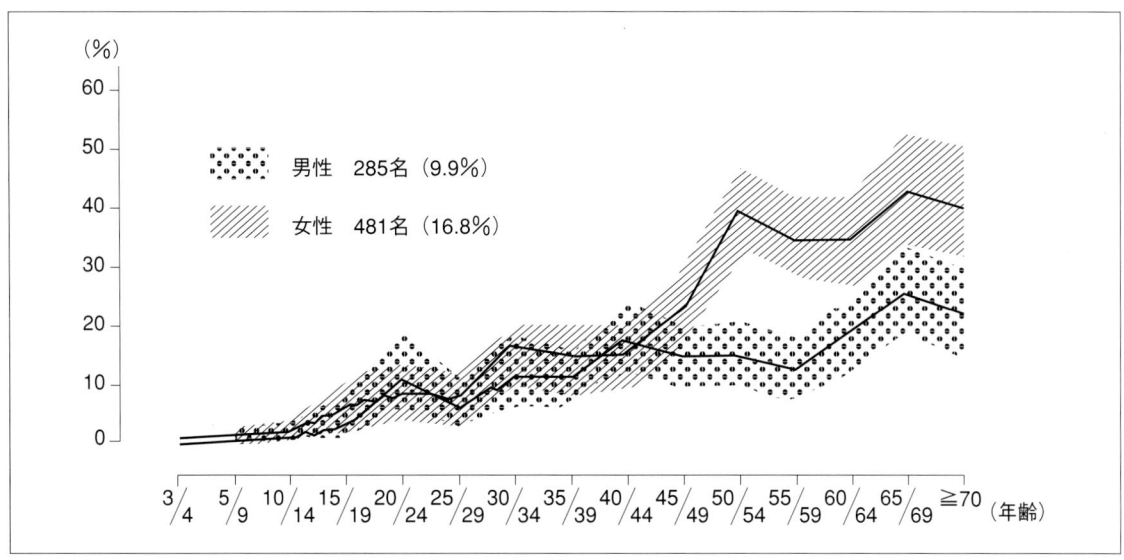

図2 不眠症罹患率の年齢による推移（文献19より改変）

睡眠相後退症候群の患者では、V647（これは、脊椎動物間でPER蛋白各サブタイプのアミノ酸配列をみると、種を越えてよく保存されている）の多型であるV647G多型がリン酸化の変化を介してPER3蛋白の機能を変化させ、その結果、サーカディアンリズム障害をもたらしていると考えられる。

③家族性に発症した睡眠相前進症候群の1家系では、時計遺伝子の1つである*Per2*遺伝子のミスセンス変異S662Gが原因であることが明らかにされている。

このような時計遺伝子についての多型解析は、サーカディアンリズム睡眠障害の原因の解明と治療法の開発につながる重要な研究である。また、このような研究から得られた知見は、サーカディアンリズム睡眠障害を伴う精神神経疾患の病態解明にも貴重な手がかりを与えるものと思われる。

睡眠障害の疫学

睡眠障害についての信頼できる疫学調査は、残念ながらきわめて少ない。ここでは、代表的な国内外のデータを紹介する。

表1 ICSD（1990）に記載されている睡眠障害の有病率

睡眠障害	有病率
精神生理性不眠症	不眠症全体の約15%
ナルコレプシー	0.03〜0.16%
閉塞性睡眠時無呼吸症候群	一般人口の1〜2%
周期性四肢運動障害	60歳を越える患者の34%
むずむず脚症候群	健常人の5〜15%
交代勤務睡眠障害	2〜5%
睡眠相後退症候群	思春期では7%
睡眠時遊行症	一般人口の1〜15%
夜驚症	小児の約3%、成人の1%以下
REM睡眠行動障害	まれ
睡眠時遺尿症	4歳の30%、6歳の10%、10歳の約5%、12歳の3%、18歳の1〜3%

Lugaresiら[19]は、イタリア東部のサンマリノ共和国（人口約2万人）において、5,713名を対象に不眠の疫学的調査を実施した結果、全対象の13.4％（男性9.9％、女性16.8％）が不眠を有すること、および、加齢とともに不眠の出現頻度が上昇し、初老期以後は男性よりも女性においてその出現頻度が高いことを報告している（図2）。わが国において高齢者の全人口に占める割合が急増していることを考えると、睡眠障害の診断と治療が今後ますます重要な問題になると思われる。

1990年に発表された「睡眠障害国際分類　診断とコードの手引き〔The International Classification of Sleep Disorders（ICSD）：Diagnostic and Coding Manual〕」[20]における有病率prevalenceの記載はきわめて少なく（**表1**）、今後さらに研究を進める必要があろう。

全国20歳以上の無作為に抽出された3,030人を対象とした調査[21]によれば、「睡眠で休養がとれていない」と回答した人、すなわち睡眠障害に悩む人は23.1％であった。その理由として最も多かったのは通勤・通学・仕事などの社会生活上の理由（51.8％）で、次に精神的ストレス（20.5％）が多かった。睡眠障害の内訳は、入眠障害8.3％、中途覚醒15.0％、早朝覚醒8.0％であった。中途覚醒と早朝覚醒は、60歳以上の高齢者に有意に多く認められた（**図3**）。また、これらの不眠症状と、身体症状の訴え（背部・腰部痛、食欲不振、頭痛、意欲低下、易疲労感、消化器症状など）との間に有意な正の相関がみられた。一方、日中の過剰な眠気が14.9％という高い率でみられたことは注目に値すべき所見である。この所見は、20～30歳代の若い人に多かった。

ところで、最近、日本人の睡眠のとり方にも深刻な変化が起きている。すなわち、2000年のNHK国民生活時間調査[22]によれば、夜12時以降も起きている人の国民全体に占める割合が約25年前の8％から16％に増えていた。これは、慢性的な睡眠不足のために、日中の眠気と戦いながら仕事や勉強をしている人々が増加していることを意味している。日中の眠気は、注意力や判断力を低下させ、ひいては仕事や学業の能力を低下させたり、あるいはさまざまな事故をもたらす危険性がある。睡眠不足によって生じる日中の眠気は、個人の生活の質を低下させるだけでなく、大きな社会的損失をもたらす危険性をはらんでいる。

睡眠障害の分類

最近の睡眠研究の進歩によって不眠には、睡眠の量的な減少のみならず、徐波睡眠やREM睡眠の減少など睡眠構造の質的な障害や、睡眠覚醒リズムの障害などが存在することが明らかにされている。一般に健康成人は、日中に覚醒し、夜間に平均7～8時間の睡眠をとるという一相性の睡眠覚醒リズムを示す。睡眠と覚醒とは表裏をなす不可分の生理学的現象であるため、患者を診察する際にはその主訴である夜間の睡眠障害のみならず、日中の覚醒状態についても詳しく問診を行うことが重要である。例えば、夜間の不眠は、日中の傾眠・過眠としても現れてくる。

1979年、米国の睡眠障害センター連合会 Association

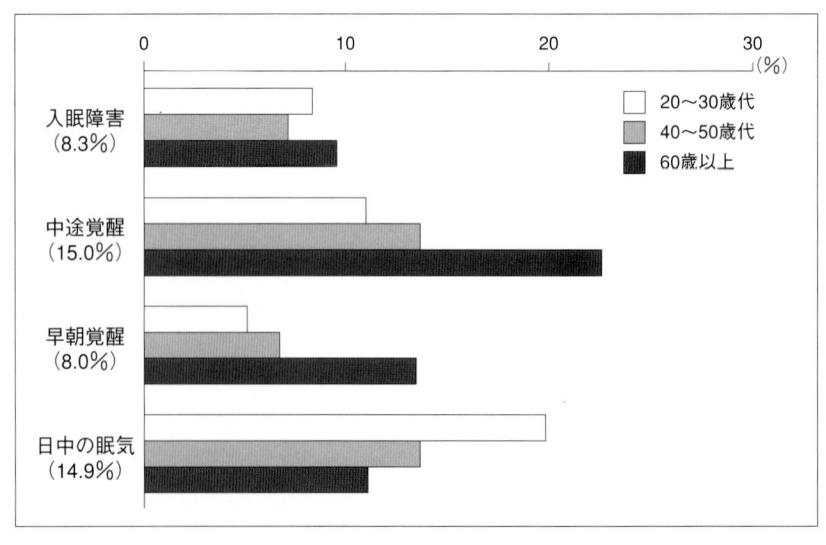

図3　年齢別睡眠障害の頻度（全国20歳以上3,030名）
（文献21より）

of Sleep Disorders Centers (ASDC) と睡眠精神生理研究連合会 Association for the Psychophysiological Study of Sleep (APSS) は、睡眠障害を睡眠覚醒障害として広くとらえ、「睡眠覚醒障害の診断分類」[23]を作成した。これは睡眠障害についての最初の国際的な分類である。この分類では、睡眠覚醒障害は、「A. 睡眠の開始と維持の障害（不眠症群）」「B. 睡眠過剰障害（過眠症群）」「C. 睡眠覚醒スケジュールの障害」および「D. 睡眠、睡眠段階、部分的覚醒に伴う機能障害（パラソムニア）」の4つに分類された。

しかしこの分類には、睡眠時無呼吸症候群やむずむず脚症候群（レストレス・レッグス症候群）のように夜間の不眠と日中の過眠を呈する疾患が不眠症群と過眠症群の両方に分類されてしまうという欠点があったため、1990年にアメリカ睡眠障害学会 American Sleep Disorders Association (ASDA) が、新たに睡眠障害国際分類 The International Classification of Sleep Disorders (ICSD)[24]を作成した。この国際分類では多軸診断方式も採用されており、現在、国際的な分類法として定着している（表2）。

ICSD分類の特徴は、明らかな基礎疾患を有しない睡眠障害として「1. 睡眠異常」と「2. 睡眠時随伴症」を、また、明らかな基礎疾患を有する睡眠障害として「3. 内科/精神科的睡眠障害」を設定したことである。ASDCとAPSSによる分類（1979）のなかの不眠症群と過眠症群は、この新分類では睡眠異常のなかに位置づけられている。なお、ICSD分類作成時に提案された睡眠障害のなかで、その存在が医学的に十分に確認されていないものは「4. 提案検討中の睡眠障害」として分類されている。ICSD分類のもう一つの特徴は、A、B、およびC軸で構成される多軸診断方式を採用している点である。すなわち、個々の患者について、A軸では表2にあげられた診断名およびその重症度や持続期間が、B軸では終夜睡眠ポリグラフィや睡眠潜時反復テストなどの検査方法および検査所見が、またC軸ではその患者が有する睡眠障害以外の疾病診断名が、それぞれ評価される（表2ではB軸とC軸は省略した）。このような多軸診断方式によって個々の患者を評価しデータベースを作成するため、種々の睡眠障害に関する研究を行ううえで貴重な情報が得られる。

以下に、ICSD分類のなかの主な睡眠障害について述べる。

1. 睡眠異常

睡眠異常とは、寝つきの悪さや中途覚醒、あるいは過度の眠気が出現するものである。

1) 内在因性睡眠障害

この睡眠障害は身体内部の原因から生じる。

精神生理性不眠症（いわゆる神経質性不眠）は高率に認められる不眠である。本症は、①ストレスが身体化された生理学的覚醒、および、②学習された睡眠妨害の連想（患者は、寝室や寝具などの外的要因と不眠とを条件反射的に結びつけて眠れないことを過度に心配する）、という2つの因子が相互に強化しあうことによって生じる。睡眠ポリグラフ所見では、睡眠潜時の延長や睡眠効率の減少、覚醒回数の増加、覚醒持続時間の延長などの客観的異常所見が認められる不眠である。

これに対して睡眠状態誤認は、不眠あるいは過眠が主訴でありながら、その客観的ポリグラム所見が認められないものである。

特発性不眠症は生涯にわたって十分な睡眠がとれない状態が続くもので、睡眠覚醒機構の神経学的制御の異常によるものと推測されている。

ナルコレプシーは過度の眠気、情動脱力発作、睡眠麻痺、および入眠時幻覚という4主徴を示す。通常は、夜間睡眠が分断される。本症のほとんどの患者でHLA-DR2/DQ1が陽性である。

反復性過眠症は、Kleine-Levin症候群でよくみられる。本症候群は、反復する眠気と短時間で大量の食物を摂取することを特徴とするもので、青年期の男性に初発することが多い。過眠の時期に続いて、一過性に不眠、不機嫌、落ち着きのなさなどが出現することがある。

閉塞性睡眠時無呼吸症候群は、睡眠中に10秒以上持続する上気道閉塞（無呼吸）が頻発するもの

表2　睡眠障害国際分類（ICSD）のA軸分類とコード番号

```
1. 睡眠異常　dyssomnias
   A. 内在因性睡眠障害　intrinsic sleep disorders
      1) 精神生理性不眠症　psychophysiological insomnia ························ 307.42-0
      2) 睡眠状態誤認　sleep state misperception ································ 307.49-1
      3) 特発性不眠症　idiopathic insomnia ······································· 780.52-7
      4) ナルコレプシー　narcolepsy ················································ 347
      5) 反復性過眠症　recurrent hypersomnia ··································· 780.54-2
      6) 特発性過眠症　idiopathic hypersomnia ·································· 780-54-7
      7) 外傷後過眠症　posttraumatic hypersomnia ······························ 780.54-8
      8) 閉塞性睡眠時無呼吸症候群　obstructive sleep apnea syndrome ······· 780.53-0
      9) 中枢性睡眠時無呼吸症候群　central sleep apnea syndrome ············ 780.51-0
     10) 中枢性肺胞低換気症候群　central alveolar hypoventilation syndrome  780.51-1
     11) 周期性四肢運動障害　periodic limb movement disorder ················· 780.52-4
     12) むずむず脚症候群　restless legs syndrome ······························ 780.52-5
     13) 特定不能の内在因性睡眠障害　intrinsic sleep disorder NOS ············ 780.52-9
   B. 外在因性睡眠障害　extrinsic sleep disorders
      1) 不適切な睡眠衛生　inadequate sleep hygiene ···························· 307.41-1
      2) 環境因性睡眠障害　environmental sleep disorder ······················· 780.52-6
      3) 高地不眠症　altitude insomnia ············································· 289.0
      4) 適応性睡眠障害　adjustment sleep disorder ······························ 307.41-0
      5) 睡眠不足症候群　insufficient sleep syndrome ···························· 307.49-4
      6) しつけ不足睡眠障害　limit-setting sleep disorder ······················· 307.42-4
      7) 睡眠開始随伴障害　sleep-onset association disorder ···················· 307.42-5
      8) 食物アレルギー性不眠　food allergy insomnia ··························· 780.52-2
      9) 夜間摂食（飲水）症候群　nocturnal eating (drinking) syndrome ······ 780.52-8
     10) 睡眠薬依存睡眠障害　hypnotic-dependent sleep disorder ·············· 780.52-0
     11) 中枢神経刺激剤依存性睡眠障害　stimulant-dependent sleep disorder  780.52-2
     12) アルコール依存睡眠障害　alcohol-dependent sleep disorder ············ 780.52-3
     13) 毒物起因性睡眠障害　toxin-induced sleep disorder ······················ 780.54-6
     14) 特定不能の外在因性睡眠障害　extrinsic sleep disorder NOS ············ 780.52-9
   C. サーカディアンリズム睡眠障害　circadian rhythm sleep disorders
      1) 時間帯域変化（時差）症候群　time zone change (jet lag) syndrome ·· 780.45-0
      2) 交代勤務睡眠障害　shift work sleep disorder ···························· 307.45-1
      3) 不規則型睡眠・覚醒パターン　irregular sleep-wake pattern ············ 307.45-3
      4) 睡眠相後退症候群　delayed sleep phase syndrome ······················ 780.55-0
      5) 睡眠相前進症候群　advanced sleep phase syndrome ··················· 780.55-1
      6) 非24時間睡眠覚醒障害　non-24-hour sleep-wake disorder ·············· 780.55-2
      7) 特定不能のサーカディアンリズム睡眠障害　circadian rhythm sleep disorder NOS ······ 780.55-9

2. 睡眠時随伴症　parasomnias
   A. 覚醒障害　arousal disorders
      1) 錯乱性覚醒　confusional arousals ·········································· 307.46-2
      2) 睡眠時遊行症（夢遊症）　sleepwalking ···································· 307.46-0
      3) 夜驚症（睡眠時驚愕症）　sleepterrors ····································· 307.46-1
   B. 睡眠覚醒移行障害　sleep-wake transition disorders
      1) 律動性運動障害　rhythmic movement disorder ·························· 307.3
      2) 睡眠時ひきつけ（びくつき）　sleep starts ································ 307.47-2
      3) 寝言　sleep talking ··························································· 307.47-3
      4) 夜間下肢こむらがえり　noctural leg cramps ····························· 729.82
   C. 通常REM睡眠に関連する睡眠時随伴症　parasomnias usually associated with REM sleep
      1) 悪夢　nightmares ····························································· 307.47-0
      2) 睡眠麻痺　sleep paralysis ···················································· 780.56-2
```

3) 睡眠関連陰茎勃起障害 impaired sleep-related penile erections 780.56-3
4) 睡眠関連疼痛性陰茎勃起 sleep-related painful erections 780.56-4
5) REM睡眠関連洞停止 REM sleep-related sinus arrest 780.56-8
6) REM睡眠行動障害 REM sleep behavior disorder 780.59-0
D. その他の睡眠時随伴症 other parasomnias
1) 睡眠時歯ぎしり sleep bruxism 306.8
2) 睡眠時遺尿症 sleep enuresis 780.56-0
3) 睡眠関連異常嚥下症候群 sleep-related abnormal swallowing syndrome 780.56-6
4) 夜間発作性ジストニア nocturnal paroxysmal dystonia 780.59-1
5) 説明不能の夜間突然死症候群 sudden unexplained nocturnal death syndrome 770.81
6) 原発性いびき primary snoring 780.53-1
7) 乳児睡眠時無呼吸症 infant sleep apnea 770.80
8) 先天性中枢性低換気症候群 congenital central hypoventilation syndrome 770.81
9) 乳児突然死症候群 sudden infant death syndrome 798.0
10) 良性新生児睡眠時ミオクローヌス benign neonatal sleep myoclonus 780.59-5
11) 特定不能のその他の随伴症 other parasomnia NOS 780.59-9

3. 内科/精神科的睡眠障害 sleep disorders associated with medical / psychiatric disorders
A. 精神障害に伴うもの associated with mental disorders 290-319
1) 精神病 psychoses 292-299
2) 気分障害 mood disorders 296-301
3) 不安性障害 anxiety disorders 300
4) 恐慌性障害 panic disorder 300
5) アルコール症 alcoholism 303
B. 神経疾患に伴うもの assoiciated with neurological disorders 302-389
1) 脳変性疾患 cerebral degenerative disorders 330-337
2) 痴呆 dementia 331
3) パーキンソン症候群 parkinsonism 332-333
4) 致死性家族性不眠症 fatal familial insomnia 337.9
5) 睡眠関連てんかん sleep-related epilepsy 345
6) 睡眠時てんかん性発作波重積 electrical status epilepticus of sleep 345.8
7) 睡眠関連頭痛 sleep-related headaches 346
C. その他の内科的疾患に伴うもの associated with medical disorders
1) 嗜眠病 sleeping sickness 086
2) 夜間心虚血 nocturnal cardiac ischemia 411-414
3) 慢性閉塞性肺疾患 chronic obstructive pulmonary disease 490-494
4) 睡眠関連喘息 sleep-related asthma 493
5) 睡眠関連胃食道逆流 sleep-related gastroesophageal reflux 530.1
6) 消化性潰瘍病 peptic ulecer disease 531-534
7) 結合織炎症候群 fibrositis syndrome 729.1

4. 提案検討中の睡眠障害 proposed sleep disorders
1) 短時間睡眠者 short sleeper 307.49-0
2) 長時間睡眠者 long sleeper 307.49-2
3) 覚醒不全症候群 subwakefulness syndrome 307.47-1
4) 部分ミオクローヌス fragmentary myoclonus 780.59-7
5) 睡眠時多汗症 sleep hyperhidrosis 780.8
6) 月経随伴睡眠障害 menstrual-associated sleep disorder 780.54-3
7) 妊娠随伴睡眠障害 pregnancy-associated sleep disorder 780.59-6
8) 恐怖性入眠時幻覚 terrifying hypnagogic hallucinations 307.47-4
9) 睡眠関連神経因性頻呼吸 sleep-related neurogenic tachypnea 780.53-2
10) 睡眠関連咽頭攣縮 sleep-related laryngospasm 780.59-4
11) 睡眠時窒息症候群 sleep choking syndrome 307.42-1

で、このため患者は夜間の不眠と日中の眠気を訴える。夜間の大きないびきや朝方の頭痛もみられる。無呼吸時には低酸素血症がしばしば起こる。

中枢性睡眠時無呼吸症候群では、呼吸中枢の機能障害によって睡眠中に10秒以上持続する呼吸運動の停止（または減弱）が、低酸素血症を伴って頻発する。このため患者は夜間の不眠、特に頻回の覚醒と日中の眠気を訴える。

中枢性肺胞低換気症候群は肺機能障害がみられない患者において現れるもので、睡眠中に呼吸中枢の機能障害によって換気障害が頻発し（浅い呼吸になる）、その結果、夜間の不眠と日中の眠気が出現する。

周期性四肢運動障害（または夜間ミオクローヌス）では、睡眠中に常同的な四肢、特に下肢のミオクローヌスが約20～40秒間隔で周期的に反復して出現するために、不眠または日中の過眠が起こる。

むずむず脚症候群では、入眠前に両側（まれに一側）の下腿の深部に耐えがたい不快な感覚、例えば"むずむず"あるいは"火照る"感じが出現する。その結果、入眠障害や日中の過眠が生じる。本症候群が高度かつ長期にわたる場合には、抑うつ状態が現れたり、自殺を企てることもあるので注意が必要である。なお、本症候群は周期性四肢運動障害を合併することが多い。

2）外在因性睡眠障害

この睡眠障害は身体外部の原因によって引き起こされるもので、その外部要因が除去されると睡眠障害も消失する。

睡眠衛生とは、例えば、規則的な睡眠覚醒スケジュールを守る、心身をリラックスさせる、刺激性飲料を避けるなど、良質の睡眠をとるための摂生法をいう。不適切な睡眠衛生は夜間睡眠を妨げ、日中の覚醒を障害する。

適応性睡眠障害は、情動の興奮をもたらすようなストレスや環境の変化、例えば職場や家庭についての悩みによって不眠が出現する。

睡眠不足症候群は、夜間の睡眠を十分にとることができない日々が続き、そのために日中の眠気や集中力低下、ときには抑うつ状態やその他の精神障害が起こるものをいう。なお、患者は睡眠不足が諸症状の原因であることに気づいていない。

睡眠薬依存睡眠障害は、睡眠薬（ベンゾジアゼピン系、以前はバルビツール酸系など）に対する耐性や、その薬剤の使用中止（離脱）によって、不眠や過度の眠気が現れるものである。例えば、ある睡眠薬の連用によってその睡眠薬による催眠効果が減弱した場合（耐性の形成）、しばしばその薬剤の投与量が増加されて日中にも催眠作用が続いてしまい（持ち越し効果）、その結果、過度の眠気が生じる。また、睡眠薬が数日間以上投与された後でその睡眠薬を中止すると不眠が誘発されてしまい、その薬物を継続せざるをえない場合もある。

中枢神経刺激剤依存性睡眠障害とは、中枢神経刺激剤（エフェドリン、アンフェタミン、コカイン、種々のキサンチン誘導体など）の使用中における眠気の減少、睡眠の減少、あるいはこれらの薬物離脱時期における過度の眠気をいう。

アルコール依存睡眠障害は、エタノールの睡眠促進作用を期待して就寝時にエタノールを連日摂取するが（少なくとも30日以上）、このエタノール連用によって耐性が出現してしまい、その結果、入眠促進効果が減弱し、また中途覚醒が多くなるものをいう。この場合、エタノール摂取を突然中止すると著しい不眠が起こる。

3）サーカディアンリズム睡眠障害

この睡眠障害は、患者の睡眠パターンと、社会的行動様式として望ましい睡眠パターンとの間の不一致である。すなわち、睡眠が望ましくない時間帯に現れ、その結果、覚醒もまた望ましくない時間帯に出現する。

以下に、それぞれのサーカディアンリズム睡眠障害の臨床症状を要約する。

a）時間帯域変化（時差）症候群 time zone change（jet lag）syndrome

4～5時間以上の時差がある地域をジェット機で移動すると、生体リズムとその到着地の時刻（時間帯）との間にずれが生じるために、心身機能の一時的不調和、すなわち日中の眠気や夜間の

不眠、精神作業能力低下、疲労感などが起こるものである。特に日本から東方の地域に飛行する場合には、日本の時刻よりも数時間早く就床することになる。すなわち、日本に同調している生物時計にとっては現地の昼から夕方に就床することになる。このため、寝つきが悪く、睡眠も中断されやすい。

b) 交代勤務睡眠障害 shift work sleep disorder

例えば午前 0 時から午前 8 時までの深夜勤務の仕事が終了した後に、日中の時間帯で睡眠をとろうとすると、その睡眠が障害される。米国では昼夜交代制勤務者の約 80％が家庭での不眠と仕事中の眠気を訴えている。

c) 不規則型睡眠・覚醒パターン irregular sleep-wake pattern

睡眠と覚醒が不規則に出現し、また、その振幅も低下して、明らかなサーカディアンリズムが認められないものである（多相性睡眠覚醒リズム）。このようなパターンは、生理的な加齢性変化として、新生児や、時には高齢者でもみられる。せん妄患者において、睡眠覚醒パターンが不規則型を示すことも少なくない。失脳状態や痴呆のような脳器質性疾患によって生物時計やその同調機能が障害されるような場合に認められることもある。まれに、睡眠相後退あるいは前進症候群、非 24 時間睡眠覚醒障害を有する患者が、無理に日常生活に睡眠時間帯を合わせようとする際に、不規則型睡眠・覚醒パターンを示すことがある。

d) 睡眠相後退症候群 delayed sleep phase syndrome（DSPS）

DSPS では、睡眠時間帯（睡眠相）が通常よりも慢性的に遅れている。例えば、午前 5 時ごろに入眠し、午後 1 時ごろに起床する。患者は努力しても望ましい時刻に入眠できず、また、朝方に起床できない。大学生などでは夜型生活を送っている者もいるが、自分の意志で通常の生活に戻すことができるのであれば、DSPS ではない。

e) 睡眠相前進症候群 advanced sleep phase syndrome

DSPS とは対照的に、睡眠時間帯が通常よりも著しく前進している。高齢者に多くみられる。

f) 非 24 時間睡眠覚醒障害 non-24-hour sleep-wake disorder（Non-24）

Non-24 では、睡眠相が毎日少しずつ遅れていくが、その周期は内因性リズムである 25 時間であることが多い。視覚障害を有する者にも有さない者にも認められる。本症候群と DSPS には移行がみられ、しかも、いずれの場合も睡眠相だけでなくメラトニンリズムや体温リズムも遅れている。したがって Non-24 と DSPS では、生物時計の遅れと同調機構の機能障害とが共存していると推定される。

2. 睡眠時随伴症（パラソムニア）

パラソムニアは、主として睡眠中に起こる好ましくない身体現象の総称である。そのなかの「C. 通常 REM 睡眠に関連する睡眠時随伴症」の 1 つである REM 睡眠行動障害では、REM 睡眠中に認められるはずの骨格筋活動抑制が一過性に起こらなくなり、その際に夢の精神活動に関連していると思われる複雑な言動（例えば、叫声、笑い声、暴力的行為、徘徊など）が出現する。この異常言動によって夜間の中途覚醒が頻発すると、夜間の不眠のために日中の過眠が引き起こされることもある。本症は、明らかな脳器質性疾患を有さない高齢者（特に男性）に多いが、脳幹部に障害を有する患者にもしばしば認められる。

3. 内科/精神科的睡眠障害

このなかには、「A. 精神障害に伴うもの」「B. 神経疾患に伴うもの」および「C. その他の内科的疾患に伴うもの」がある。

統合失調症（精神分裂病）、気分障害（躁病やうつ病）、不安性障害では、不眠が高頻度に認められる。うつ病では早朝覚醒がみられるが、この時間帯では抑うつ状態の日内変動によって抑うつ気分が増強している場合が多い。したがって、うつ病の患者では早朝に自殺企図が現れる場合があるので注意を要する。

痴呆を有する患者では、しばしば夜間の不眠や日中の過眠傾向が認められるが、これらの症状の

発現にはせん妄が関連している場合が少なくない。

嗜眠病は、トリパノソーマ原虫に感染してから数ヵ月の潜伏期間ののちに、急性発熱性リンパ節腫大および慢性髄膜脳脊髄炎を伴う睡眠過多が現れる疾患である。

慢性閉塞性肺疾患に伴う睡眠障害は、この肺疾患が発症するどの年齢層においても出現しうる。睡眠障害の特徴は、入眠困難、呼吸障害による頻回の中途覚醒、夜間の息切れ・咳、夜間覚醒時の不安などである。

消化性潰瘍病に伴う睡眠障害では、夜間睡眠中に腹部の疼痛や不快感が生じ、そのために中途覚醒が出現する。

睡眠障害の診断

睡眠障害を訴える患者を診察する際には、その睡眠と覚醒の両者について詳しい情報を集めることが重要である。夜間の睡眠が障害されると日中に眠気が現れる場合がある。逆に、日中に睡眠をとったために夜間に不眠が現れる場合もある。したがって、医師が不眠の診断を行う際には、①個々の患者の夜間睡眠の状況について、日中の覚醒状況も含めて十分に把握すること、および、②患者が訴える症状が健常時と比較してどの程度異常なものであるかを明らかにすること、が重要である。

患者あるいはその家族に睡眠日誌（後述）を記録してもらうことは、診断を行ううえで役に立つ。さらに、睡眠ポリグラフィ（睡眠中の脳波や心電図、呼吸、筋活動などの生体情報を多角的に同時に記録する方法）、あるいは眠気を評価する睡眠潜時反復テストのような客観的方法も有用である。サーカディアンリズム睡眠障害が疑われる患者では、深部体温やホルモン分泌のリズムを調べることもある。

睡眠障害（ここでは不眠）の診断は、図4のようなフローチャートに従って進めるのが実践的である[25]。

このフローチャートについて述べる前に、患者に対する面接方法について述べる。睡眠障害の診断のためには、精神医学に根ざした面接（精神医学的面接）を行う必要がある。その大きな理由は、診断のプロセスにおいて精神医学的不眠を鑑別する必要があるからである。また、精神医学的面接は、その後の睡眠障害の治療を行う際にも、医師と患者の望ましいコミュニケーションや信頼関係を形成・維持するために重要である。

「精神医学的」面接とは、簡潔に述べると以下のような面接である。
① 精神医学に関する基本的な知識と臨床経験に裏打ちされた面接である。
② 問診によって得られる主観症状と、表情・姿勢・行動などの観察によって得られる客観症状、の2つの側面から精神的現症を把握する。
③ 初診時の面接では、その導入のしかたに気をつける。例えば、医師は患者の緊張を和らげるような表情や態度で自己紹介する。また、以下のようなことを心がける。すなわち、主訴の内容を把握すること、患者の感情面に配慮すること（医師が共感を示すなど）、患者が患者自身の症状をどう考えているかという解釈モデルを知ること、open questions と closed questions を上手に組み合わせること、既往歴・家族歴・心理社会的背景を把握すること、患者教育と治療への動機づけを行うこと、である（これらは基本的な「医療面接」の技法そのものである）。

このような精神医学的面接を行いながら、図4のフローチャートに従って診断を進めていく。

（1）不眠が小児期から続いている場合には特発性不眠が考えられ、また、老年期において誘因なく発症した場合には老年期の原発性不眠が考えられる。

（2）不眠の型には、入眠困難、中途覚醒、早朝覚醒、および熟眠感欠如（浅眠感）がある。

（3）不眠が明らかに心理的ストレスとなるような出来事（life events）をきっかけとして起こり、しかもそれが一過性であれば適応性睡眠障害が考えられる。

次に、身体症状の評価によって、（4）種々の身

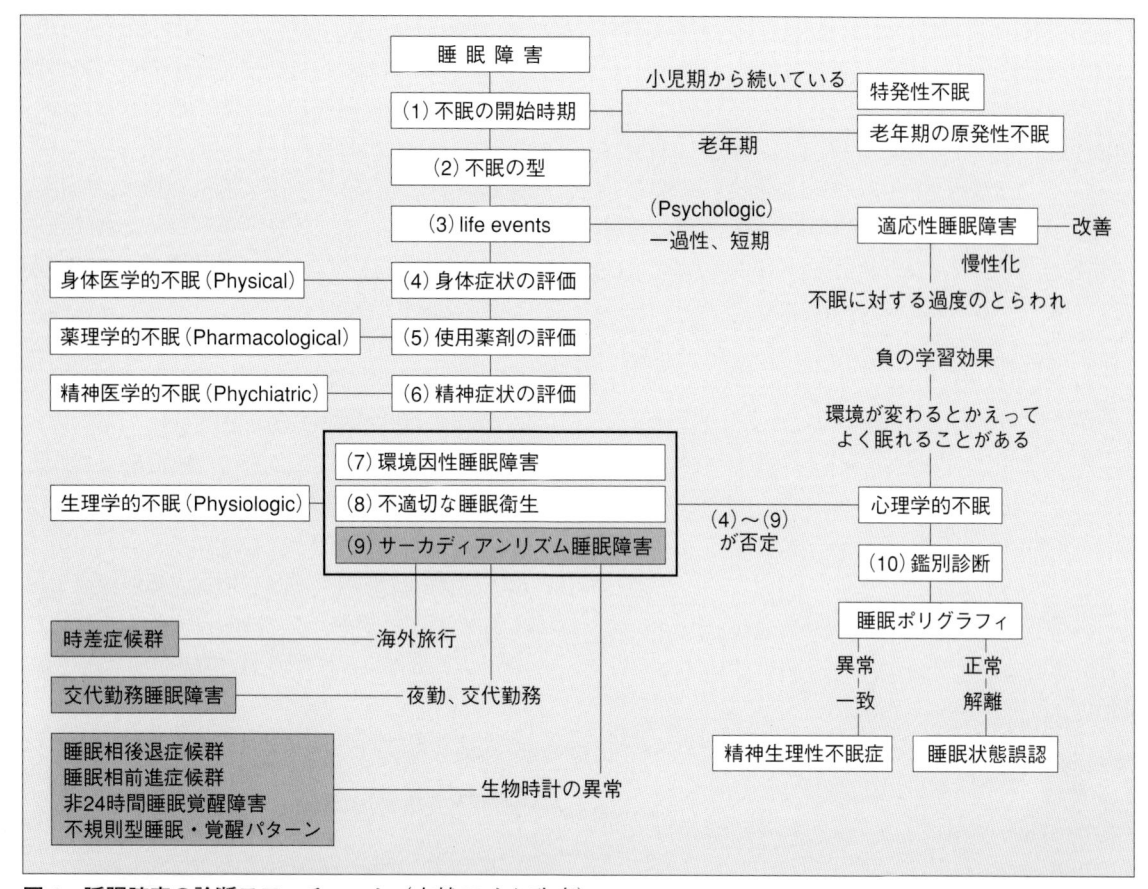

図4 睡眠障害の診断フローチャート(文献25より改変)

体疾患や睡眠時無呼吸症候群、周期性四肢運動障害などによる身体医学的不眠、(5)使用中の薬剤による薬理学的不眠、(6)うつ病、統合失調症(精神分裂病)、せん妄などの精神症状による精神医学的不眠、を鑑別する。なお、せん妄は(4)～(6)のいずれにも関連しうる。

(4)～(6)が否定される場合は、生理学的不眠を考える。このなかには(7)寝室の環境などの睡眠環境による環境因性睡眠障害、(8)不適切な睡眠衛生、および(9)サーカディアンリズム睡眠障害がある。

以上の(4)～(9)が否定され、かつ、ストレスが消失したのちも睡眠障害が持続して慢性化した場合には、心理学的不眠、すなわち、精神生理性不眠症または睡眠状態誤認を考える。精神生理性不眠症では、不眠に過度にとらわれるとともに、心身の高度の緊張、不眠に対する過小評価と過度の欲求、不眠に対する恐怖、予期不安などが負の学習効果として現れ、また、睡眠ポリグラフィにおいても睡眠が障害されていることが客観的に確認できる。これに対して睡眠状態誤認では、精神生理性不眠症に類似する臨床症状が認められるものの、睡眠ポリグラフィは正常であり、患者の訴えと客観的データの間に不一致がみられる。

ところで、医師は睡眠障害の患者に対して安易に睡眠薬を処方しがちである。しかし、不眠を訴える患者のなかには、睡眠薬の投与の必要性がない場合や無効な場合、あるいは睡眠薬が不眠の背景にある基礎疾患を悪化させてしまう場合もある。実際には十分な睡眠をとっているにもかかわらず不眠を執拗に訴える患者や、必要以上に長時間就床している患者、あるいは昼寝をするために

夜間に不眠に陥っている患者など、客観的に不眠があるとはいえない患者がまれならず認められる。不眠を主訴に受診する患者の約1/4がこのような患者であるとの指摘もある。客観的に睡眠不足がない患者を眠らせることは強制的に麻酔をかけるようなものである。すなわち、高用量の睡眠薬が投与されることになり、その結果さまざまな副作用が出現してくることになる。したがって、客観的に不眠があるか否かを確認することは、睡眠障害の診断・治療を行ううえで最も基本的なことである。

図4の診断フローチャートのなかでも、睡眠障害の原因である「5つのP」について鑑別することが、診断上特に重要なポイントになる。5つのPの特徴を表3に要約する[26]。

表3 睡眠障害の原因：「5つのP」（文献26より改変）

身体的（**P**hysical）原因 　疼痛、発熱、痛み、頻尿、下痢 　睡眠時無呼吸 　むずむず脚症候群 　周期性四肢運動障害 　夜間下肢こむらがえり 　腫瘍など
薬理学的（**P**harmacologic）原因 　アルコール 　抗癌剤 　降圧剤 　自律神経作用薬 　カフェイン 　中枢神経抑制薬 　中枢神経刺激薬 　MAO阻害剤 　ニコチン 　ステロイド剤 　テオフィリン 　甲状腺製剤など
精神医学的（**P**sychiatric）原因 　不安 　パニック障害 　うつ病 　統合失調症（精神分裂病） 　アルコール症など
生理的（**P**hysiologic）原因 　時間帯域変化（時差）症候群 　交代制勤務 　短期の入院 　睡眠相後退症候群など
心理的（**P**sychologic）原因 　ストレス 　重篤な病気 　重大なlife eventsなど

睡眠障害の検査法

1．睡眠評価法（表4）

まず、睡眠日誌（図5）を患者に記録してもらい、その睡眠覚醒パターンを把握する。睡眠日誌は患者が自分で記入する主観的なものなので客観的に見ると正しくないかもしれないが、臨床的には有用である。

患者の睡眠習慣が朝型か夜型かを評価する方法もある。

表4 睡眠評価法

1．睡眠日誌　sleep log、sleep diary
2．朝型夜型質問紙 　・HorneとÖstbergの朝型・夜型質問紙 　　morningness and eveningness questionnaire (MEQ) 　・都神研式生活習慣調査 life habit inventory
3．睡眠評価尺度 　・Pittsburgh Sleep Quality Index (PSQI) * 　・Structured interview for sleep disorders according to DSM-Ⅲ-R 　・その他：minisleep questionnaire、St. Mary's Hospital sleep questionnaire (SMH)、OSA睡眠調査票、悪夢評価のための sleep and dream experiences inventory
4．心理的眠気 　・Epworth Sleepiness Scale (ESS) 　・Stanford Sleepiness Scale (SSS) 　・Kwanseigakuin Sleepiness Scale (KSS)
5．作業能力検査 　論理的推理課題、加算課題、短期記憶課題、英数字検出課題など

＊表5参照

年　月　　　　　　　　　　氏名　　　　　　　　様

日	午前 2 4 6 8 10	12 午後 14 16 18 20 22	目覚めたときの気分（○で囲む）	日中の眠気（○で囲む）	備考
1			爽やか・普通・眠たい	無・弱・強	
2			爽やか・普通・眠たい	無・弱・強	
3			爽やか・普通・眠たい	無・弱・強	
4			爽やか・普通・眠たい	無・弱・強	
5			爽やか・普通・眠たい	無・弱・強	
6			爽やか・普通・眠たい	無・弱・強	
7			爽やか・普通・眠たい	無・弱・強	
8			爽やか・普通・眠たい	無・弱・強	
9			爽やか・普通・眠たい	無・弱・強	
10			爽やか・普通・眠たい	無・弱・強	
11			爽やか・普通・眠たい	無・弱・強	
12			爽やか・普通・眠たい	無・弱・強	
13			爽やか・普通・眠たい	無・弱・強	
14			爽やか・普通・眠たい	無・弱・強	
15			爽やか・普通・眠たい	無・弱・強	
16			爽やか・普通・眠たい	無・弱・強	
17			爽やか・普通・眠たい	無・弱・強	
18			爽やか・普通・眠たい	無・弱・強	
19			爽やか・普通・眠たい	無・弱・強	
20			爽やか・普通・眠たい	無・弱・強	
21			爽やか・普通・眠たい	無・弱・強	
22			爽やか・普通・眠たい	無・弱・強	
23			爽やか・普通・眠たい	無・弱・強	
24			爽やか・普通・眠たい	無・弱・強	
25			爽やか・普通・眠たい	無・弱・強	
26			爽やか・普通・眠たい	無・弱・強	
27			爽やか・普通・眠たい	無・弱・強	
28			爽やか・普通・眠たい	無・弱・強	
29			爽やか・普通・眠たい	無・弱・強	
30			爽やか・普通・眠たい	無・弱・強	
31			爽やか・普通・眠たい	無・弱・強	

■ ぐっすり眠った　▨ うとうとしていた　□ 起きていた（眠っていなかった）　○ 就床時刻　△ 離床時刻

図5　睡眠日誌（旭川医科大学医学部付属病院精神科神経科）

患者の睡眠（不眠、過眠、悪夢など）についての評価尺度としては、最近1ヵ月について19項目の自記式質問と5項目の同室就寝者への質問からなるPittsburgh Sleep Quality Index（PSQI）[27]（**表5**）などがあり、また、過眠症状についての評価尺度としてはEpworth Sleepiness Scale（ESS）[28]などがある。

表5 Pittsburgh Sleep Quality Index (PSQI)（文献4より改変）

記入上のお願い

1. あなたご本人が、できるだけありのままにお答えください
2. 答えは、あてはまる番号を○で囲むか、または、空欄に直接ご記入下さい
3. 時刻を記入する場合は、午前、午後のいずれかを○で囲んでください
   記入例：

   | 就寝時刻 | 1. 午前　②午後 | 10時　30分ころ |

   ※昼の12時は「午前0時」、夜の12時は「午前0時」となります

   ご氏名 _____

   電話番号 _____

記入　平成　　年　　月　　日

問1 過去1か月間における、あなたの心身の状態についておたずねします
過去1か月について大部分の日の昼と夜を考えて、以下の質問項目にできる限り正確にお答え下さい

1) 過去1か月間において、通常何時ころ寝床につきましたか？

   | 就寝時刻　1. 午前　2. 午後 | 時　　分ころ |

2) 過去1か月間において、寝床についてから眠るまでにどれくらい時間を要しましたか？

   | 約　　　　　　分 |

3) 過去1か月間において通常何時ころ起床しましたか？

   | 起床時刻　1. 午前　2. 午後 | 時　　分ころ |

4) 過去1か月間において、実際の睡眠時間は何時間くらいでしたか？
   これは、あなたが寝床の中にいた時間とは異なる場合があるかもしれません

   | 睡眠時間　1日平均　約　　　時間　　　分 |

5) 過去1か月間において、どれくらいの頻度で、以下の理由のために睡眠が困難でしたか？最も当てはまるものに1つ○印を付けてください

A. 寝床についてから30分以内に眠ることができなかったから
   1. なし　　　　　2. 1週間に1回未満
   3. 1週間に1～2回　4. 1週間に3回以上

B. 夜間または早朝に目が覚めたから
   1. なし　　　　　2. 1週間に1回未満
   3. 1週間に1～2回　4. 1週間に3回以上

C. トイレに起きたから
   1. なし　　　　　2. 1週間に1回未満
   3. 1週間に1～2回　4. 1週間に3回以上

D. 息苦しかったから
   1. なし　　　　　2. 1週間に1回未満
   3. 1週間に1～2回　4. 1週間に3回以上

E. 咳が出たり、大きないびきをかいたから
   1. なし　　　　　2. 1週間に1回未満
   3. 1週間に1～2回　4. 1週間に3回以上

F. ひどく寒く感じたから
   1. なし　　　　　2. 1週間に1回未満
   3. 1週間に1～2回　4. 1週間に3回以上

G. ひどく暑く感じたから
   1. なし　　　　　2. 1週間に1回未満
   3. 1週間に1～2回　4. 1週間に3回以上

H. 悪い夢を見たから
　1. なし　　　　　2. 1週間に1回未満
　3. 1週間に1〜2回　4. 1週間に3回以上

I. 痛みがあったから
　1. なし　　　　　2. 1週間に1回未満
　3. 1週間に1〜2回　4. 1週間に3回以上

J. 上記以外の理由があれば、次の空欄に記載してください

【理由】
＿＿＿＿＿＿＿＿＿＿＿＿＿＿＿＿＿
＿＿＿＿＿＿＿＿＿＿＿＿＿＿＿＿＿

そういったことのために、過去1か月間において、どれくらいの頻度で、睡眠が困難でしたか？
　1. なし　　　　　2. 1週間に1回未満
　3. 1週間に1〜2回　4. 1週間に3回以上

6) 過去1か月間において、ご自分の睡眠の質を全体として、どのように評価しますか？
　1. 非常によい　　2. かなりよい
　3. かなりわるい　4. 非常にわるい

7) 過去1か月間において、どれくらいの頻度で、眠るために薬を服用しましたか（医師から処方された薬あるいは薬屋で買った薬）？
　1. なし　　　　　2. 1週間に1回未満
　3. 1週間に1〜2回　4. 1週間に3回以上

8) 過去1か月間において、どれくらいの頻度で、車の運転中や食事中や社会活動中など眠ってはいけないときに、起きていられなくなり困ったことがありましたか？
　1. なし　　　　　2. 1週間に1回未満
　3. 1週間に1〜2回　4. 1週間に3回以上

9) 過去1か月間において、物事をやり遂げるのに必要な意欲を持続するうえで、どのくらい問題がありましたか？
　1. まったく問題なし
　2. ほんのわずかだけ問題があった
　3. いくらか問題があった
　4. 非常に大きな問題があった

10) 家族/同居人がおられますか？（→おられない方は、問2に進んでください）
　1. どちらもいない
　2. 家族/同居人がいるが寝室は別
　3. 家族/同居人と同じ寝室であるが寝床は別
　4. 家族/同居人と同じ寝床

上記の問で、2または3または4と答えた方のみにおたずねします。
あなたご自身のことについて、ご家族または同居されている方に、以下の各項目について過去1か月間の頻度をおたずねください

A. 大きないびきをかいていた
　1. なし　　　　　2. 1週間に1回未満
　3. 1週間に1〜2回　4. 1週間に3回以上

B. 眠っている間に、しばらく呼吸が止まることがあった
　1. なし　　　　　2. 1週間に1回未満
　3. 1週間に1〜2回　4. 1週間に3回以上

C. 眠っている間に、足のビクンとする動きがあった
　1. なし　　　　　2. 1週間に1回未満
　3. 1週間に1〜2回　4. 1週間に3回以上

D. 眠っている途中で寝ぼけたり混乱することがあった
　1. なし　　　　　2. 1週間に1回未満
　3. 1週間に1〜2回　4. 1週間に3回以上

E. 上記以外に、じっと眠っていないようなことがあれば、次の空欄に記載してください

【その他じっと眠っていないようなこと】
＿＿＿＿＿＿＿＿＿＿＿＿＿＿＿＿＿
＿＿＿＿＿＿＿＿＿＿＿＿＿＿＿＿＿

こういったことが過去1か月間において、どれくらいの頻度で起こりましたか？
　1. なし　　　　　2. 1週間に1回未満
　3. 1週間に1〜2回　4. 1週間に3回以上

（問2以降は省略）

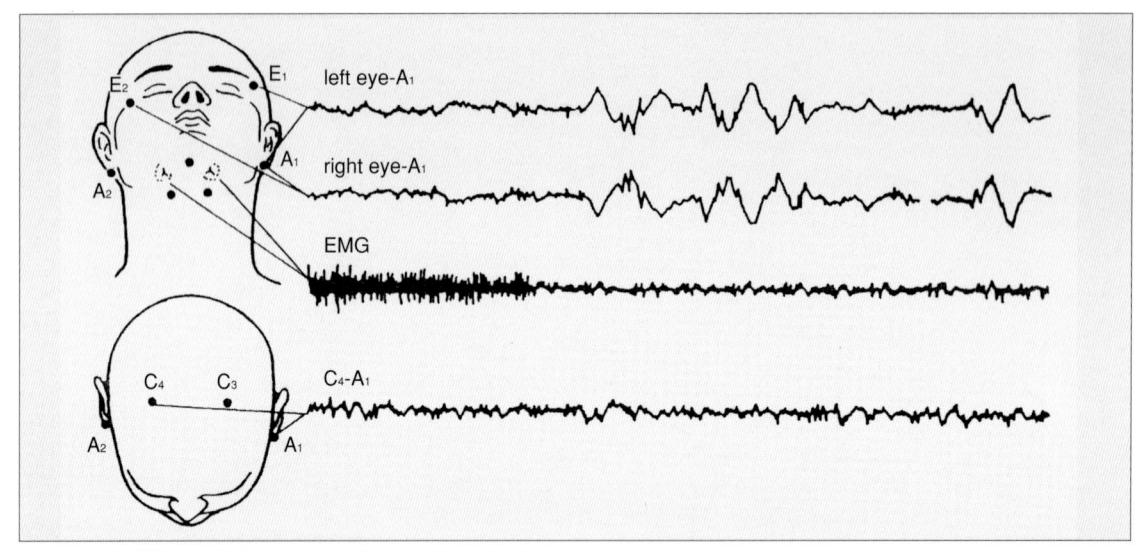

図6 ポリグラフィの基本的な記録法（文献29より）
上から、左右の眼球運動（E_1、E_2）、オトガイ筋の筋電図、および脳波（C_3、C_4）の記録である。このポリグラムはREM睡眠の始まりを示し、比較的低電位の脳波、急速眼球運動の出現、著明な筋活動の減少が認められる。このほかに、必要に応じて心電図や四肢の筋電図などを記録したり、ビデオで行動を観察する。

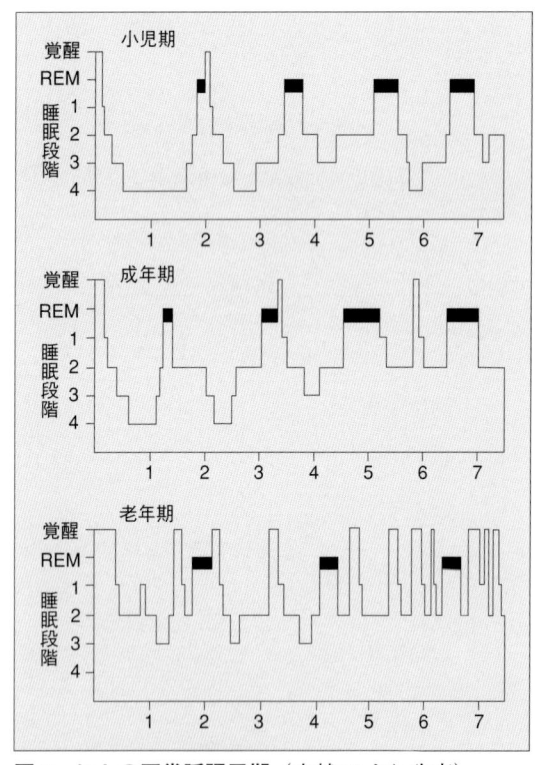

図7 ヒトの正常睡眠周期（文献30より改変）
non-REM睡眠とREM睡眠からなる睡眠周期が、約90分間隔で一夜に数回繰り返される。non-REM睡眠の第4段階は年齢とともに減少し、老年期では覚醒回数が増加する。黒色部分はREM睡眠を示す。

その他、睡眠障害が日中に及ぼす影響を調べるために、種々の精神的な作業能力検査を行うこともある。

2. 睡眠脳波記録

上記のような記入式の評価法からさらに一歩進んで、詳細な客観的データが必要になる場合がしばしばある。脳波検査は、通常は日中に脳波検査室で約30～60分かけて行われる。しかし、夜間の睡眠記録（終夜睡眠脳波）や、24時間以上にわたって脳波記録をとることもある。

睡眠段階（覚醒、non-REM睡眠段階1～4、およびREM睡眠）を判定するだけの目的であれば、脳波、筋電図、眼球運動を記録して、RechtschaffenとKales[29]の国際判定基準（1968）に従って判定する（図6）。判定結果は、通常は睡眠経過図を描くことによって視覚的に睡眠構築 sleep architecture を把握するとともに（図7）[30]、各睡眠段階の出現量・出現率や種々の睡眠指標である睡眠変数 sleep variables を計算によって求める（図8、表6）[31,32]。

これらの記録と同時に、必要に応じて、呼吸気

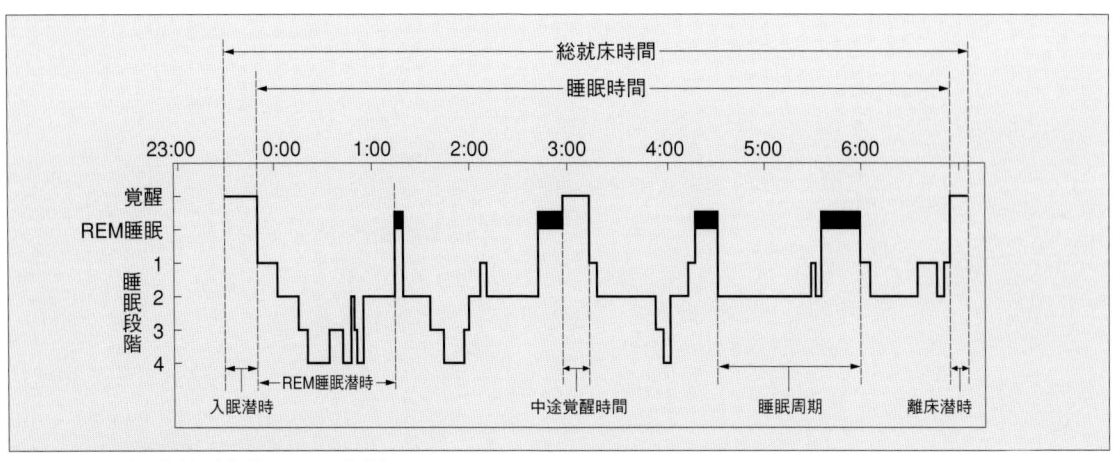

図8 主な睡眠変数（文献32より改変）

表6 睡眠変数

- 総就床時間（time in bed：TIB）
  就床から起床までの時間
- 睡眠時間（sleep period time：SPT）
  入眠から最終覚醒までの時間
- 中途覚醒時間（wake time after sleep onset：WASO）
  睡眠時間内での覚醒時間の総和
- 中途覚醒回数（number of awakenings）
- 総睡眠時間（total sleep time：TST）
  睡眠時間－中途覚醒時間
- 睡眠効率（sleep efficiency：SE）
  ［総睡眠時間÷総就床時間（または睡眠時間）］×100（％）
- 各睡眠段階の出現時間
  各睡眠段階の時間の総和（分）
- 各睡眠段階の出現率（％S1-4、％SR、％SW）
  総睡眠時間（または睡眠時間）に対する各睡眠段階の出現時間の割合（％）
- 睡眠段階移行回数（number of sleep stage shifts）
  睡眠段階が変化した回数
- 入眠潜時（sleep latency）
  就床から入眠までの時間
- 離床潜時（bed out latency：BOL）
  覚醒してから離床するまでの時間
- REM睡眠潜時（REM sleep latency：RL）
  入眠から最初のREM睡眠が出現するまでの時間
- REM密度（REM density）
  REM睡眠中における1分あたりの急速眼球運動の出現率
- REM睡眠出現回数（number of REM sleep episodes）
  睡眠時間内でのREM睡眠の回数
- 睡眠周期（sleep cycle）
  第1周期は入眠から最初のREM睡眠の終了時点までの時間で、第2周期以降はREM睡眠の終了時点から次のREM睡眠の終了時点までの時間

流（鼻口サーミスター）、胸部・腹部呼吸運動、いびき音（マイクロフォン）による呼吸状態の記録、動脈血酸素飽和度（パルスオキシメーター）、心電図（左右鎖骨上または左右上肢）、上下肢の筋電図、血圧、体温、食道内圧、誘発電位、夜間の陰茎勃起 nocturnal penile tumescence などを記録する方法もあり、これはポリグラフィ polygraphy と呼ばれている（図9）。なお、睡眠ポリグラフィ polysomnography（PSG）とは、睡眠中にポリグラフィを行う方法である[35]。

睡眠ポリグラフィのための検査室は、患者の睡眠にとっても快適な環境でなければならない。すなわち、通常の脳波検査室にあるシールド、赤外線ビデオカメラ、室内照明コントロールのほかに、防音設備（騒音レベル40dB以下）、空調設備（22～24℃、湿度約50％）、快適な寝具、気道が確保されて頸椎に負担がかからないような枕、腰椎に負担がかからないような適度な硬さのベッドマット、などが必要である。なお、被検者は最初に睡眠ポリグラフィを受ける夜は検査室に順応できないので睡眠に変化が生じるため（第1夜効果）、通常は第3夜以降の睡眠記録を検査対象にする。

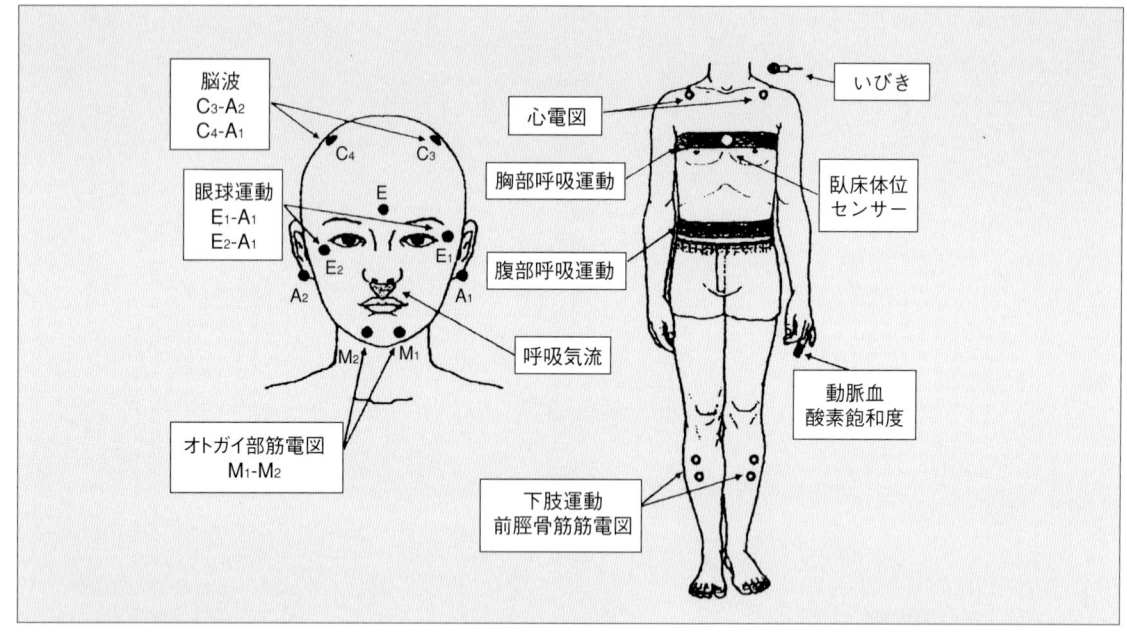

図9 睡眠時呼吸障害におけるポリグラフィの測定項目と電極・センサーの装着部位（文献35より）

　睡眠潜時反復テスト multiple sleep latency test（MSLT）[33]とは、日中の眠気を客観的に評価するために、日中2時間ごと（例：10:00、12:00、14:00、16:00）に被検者を眠らせて、その入眠潜時を調べる検査である。入眠潜時が10～20分であれば正常であるが、平均5分未満であれば病的な眠気があると診断される。

3．身体的検査法
1）アクティグラフによる活動量の測定
　アクティグラフ actigraph とは、被検者の休息・活動リズムを24時間以上にわたって連続的に計測する小型の医療機器である（図10）。これを一側の手首に装着することによって単位時間あたりの活動量を経時的に記録することができるため、睡眠覚醒リズム障害、睡眠時無呼吸、痴呆患者の休息・活動リズム障害、各種の行動障害などの研究に広く用いられている[36]。

2）体 温
　体温は深部体温 core temperature で測定するのがよい。その測定部位は直腸が多いが、口腔、鼓膜、腟、食道で測定することもある。直腸温は、

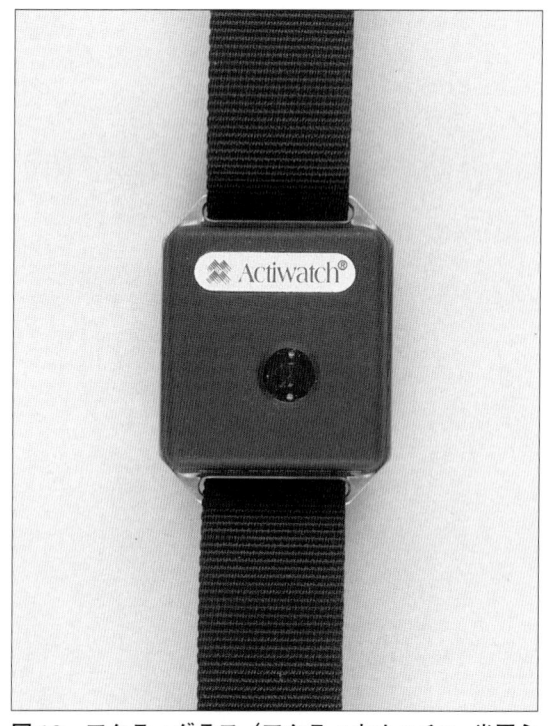

図10　アクティグラフ（アクティウオッチ®、米国ミニミッター社）
体動のレベルとその頻度に対応した信号を発生するアクセロメーターを備え、アクティビティ・カウントとして記録する。

棒状のプローブを直腸に挿入し、小型軽量の携帯用長時間体温ロガーで測定・記録する。直腸温に代表される深部体温は、日中に上昇し夜間に低下する24時間リズムを示す。しかし、メラトニンリズムよりも外的要因、例えば気温や、食事、入浴、運動、睡眠などによってマスキング効果（サーカディアン振動体を介することなく生体リズムに変化をもたらす効果）を受けやすい[36]。

3) メラトニン

メラトニン N-acetyl-5-methoxytryptamine は松果体から夜間に分泌されるホルモンで、その分泌量は日中に低く夜間に高いというサーカディアンリズムを示す。その分泌は、高照度光によって抑制されるものの、その他の外的要因によって影響されにくい。メラトニンは、サーカディアンリズムのよい指標であるとともに、同調作用、催眠作用、および深部体温低下作用を有しているため、睡眠覚醒の発現と維持に密接に関連している。なお、血中メラトニンと体温のリズムには明らかな逆相関がある[36]。

サーカディアンリズム睡眠障害に対する主な治療法

ここでは、時差症候群、交代勤務睡眠障害、DSPS、Non-24、ASPS、不規則型睡眠・覚醒パターンの治療法について簡潔に触れ、詳細は各論に譲る。せん妄、痴呆、器質性脳障害、あるいは内科・外科的身体疾患などに伴うサーカディアンリズム睡眠障害についての治療法についても、ここでは省略する。

サーカディアンリズム睡眠障害に対する治療法は、大きく薬物療法と非薬物療法に分類できる[37]（表7）。薬物療法としては、同調因子への再同調

表7 サーカディアンリズム睡眠障害の治療法 （文献37より改変）

治療	実施法	適応
薬物療法		
ビタミンB12 　　（メチルコバラミン）	1.5〜3mg/日、毎食後内服 0.5mg 1回/日、隔日、筋注または静注	非24時間睡眠覚醒障害、DSPS、高齢者
ベンゾジアゼピン	トリアゾラム0.125〜0.25mg/日、夜 ジアゼパム 2〜5mg/日、夜	非24時間睡眠覚醒障害、DSPS
メラトニン	1〜3mg/日、夜	視力障害者の睡眠障害、DSPS、時差症候群
時間療法	入眠時刻を毎日一定時刻間(1〜3時間)ずつ遅らせ、都合の良い入眠時刻になった日よりその後は一定入眠を厳守する。	DSPS
同調因子の強化		
高照度光療法 　　（光同調因子）	卓上型光療法器（2,500ルクス以上）、毎朝2時間	DSPS、非24時間睡眠覚醒障害、高齢者
	高照度照明を設置した部屋での居住、仕事、日光浴、午前中一定時間	交代勤務睡眠障害、時差症候群、高齢者
社会的同調因子	対人接触を多くする、グループ活動、会話	高齢者、心理社会的または性格的要因によるサーカディアンリズム睡眠障害
その他の同調因子	食事、身体運動など毎日定刻に行う	サーカディアンリズム睡眠障害全般

DSPS：睡眠相後退症候群

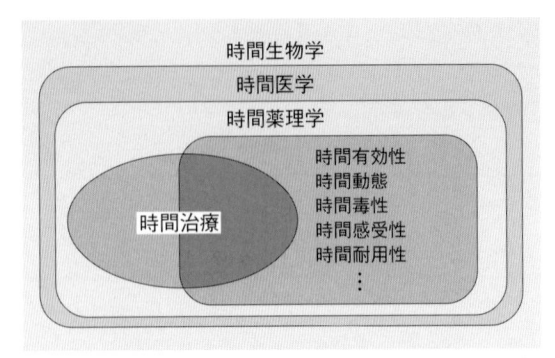

図11 時間薬理学と時間治療の関係（文献38より）

を促進させるビタミンB$_{12}$や、リズムの位相を変化させるベンゾジアゼピン系薬物、メラトニンなどがある。一方、非薬物療法としては、睡眠覚醒リズムの位相を操作することによる治療（時間療法 chronotherapy）と、同調因子を強化する方法とがある。後者については、光同調因子を強化する治療、すなわち、高照度光を一日のなかの一定時刻に浴びることによって望ましい睡眠覚醒周期に同調させる高照度光療法（2,500ルクス以上）、あるいは、社会的同調因子やその他の同調因子（食事、身体運動など）を強化する治療などがある。

近年、ヒトの生体機能には睡眠覚醒リズムを含めた多くのサーカディアンリズムが存在することが知られるようになった一方で、時間の関数として変化する生物現象のなかでも特に生体リズム現象を扱う生物科学の一つとして、時間生物学 chronobiology が著しい発展を遂げた。時間医学 chronomedicine は、時間生物学の知識を利用した医学分野である。この時間医学のなかには、さらにいくつかの学問分野がある。例えば、時間生物学の立場からの研究によって、薬物に対する生体の感受性は、一日のなかの時間帯によって変化することが明らかにされ、時間薬理学という分野が発展してきた[38]。時間薬理学に基づいて薬物投与時刻と投与量を決定することは、いかなる薬物療法を行ううえでも重要である。今後、時間薬理学や、時間生物学的理論に基づく時間治療などを研究する時間医学が、ますます発展するであろう（図11）。

文 献

1) Horne J: Why We Sleep: The Functions of Sleep in Humans and Other Mammals. Oxford Univ Press, Oxford, 1990.
2) Spiegel K, Leproult R, Van Cauter E: Impact of sleep debt on metabolic and endocrine function. Lancet 354:1435-1439, 1999.
3) Rechtschaffen A, Bergmann BM, Everson CA, et al.: Sleep deprivation in rats: Integration and discussion of the findings. Sleep 12:68-87, 1989.
4) Kimura-Takeuchi M, Majde JA, Toth LA, Krueger JM: Influenza virus-induced changes in rabbit sleep and acute phase responses. Am J Physiol 263: R115, 1992.
5) 日本学術会議（精神医学研究連絡委員会, 生理学研究連絡委員会, 呼吸器学研究連絡委員会, 環境保健学研究連絡委員会, 行動科学研究連絡委員会）：研究連絡委員会報告「睡眠学の創設と研究推進の提言」. 2002年5月20日.
6) Aserinsky E, Kleitman N: Regularly occurring period of eye motility, and concomitant phenomena during sleep. Science 118:273-274, 1953.
7) Dement WC, Kleitman N: Cyclic variations in EEG during sleep and their relation to eye movements, body motility, and dreaming. Electroenceph Clin Neurophysiol 9:673-690, 1957.
8) Moruzzi G, Magoun HW: Brain stem reticular formation and activation of EEG. Electroenceph Clin Neurophysiol 1:455-473, 1949.
9) Batini C, Moruzzi G, Palestini M, et al.: Effects of complete pontine transactions on the sleep-wakefulness rhythm: the midpontine pretrigeminal preparation. Arch Ital Biol 97:1-12, 1959.
10) Jouvet M: Neurophysiology of the states of sleep. Physiol Rev 47:117-177, 1967.
11) Lugaresi E, Medari R, Montagna P, et al.: Fatal familial insomnia and dysautonomia with selective degeneration of thalamic nuclei. N Engl J Med 315:997-1003, 1986.
12) 前田敏博: 睡眠の神経機構. Clinical Neuroscience 17:22-25, 1999.
13) McCarley RW, Greene RW, Rainnie D, et al.: Brainstem neuromodulation and REM sleep. Seminars in Neurosciences 7:341-354, 1995.
14) 小山純正, 香山雪彦, 酒井一弥: 睡眠の神経生理学的機構. 日本臨床 56:318-326, 1998.
15) Lugaresi E, Montagna P, Tinuper P, et al.: Endozepine stupor: recurring stupor linked to endozepine-4 accumulation. Brain 121:127-133, 1998.
16) 菱川泰夫: 第1章 概説. 3. 睡眠と覚醒をもたらす中枢神経機構. 菱川泰夫, 村崎光邦（編著）不眠症と睡眠障害（上）睡眠障害の病態と治療の最前線.

17) 井上昌次郎: 睡眠物質の多様性. 井上昌次郎, 山本郁男 (編) 睡眠のメカニズム. pp.22-51, 朝倉書店, 東京, 1997
18) 海老澤 尚: 時計遺伝子と睡眠覚醒障害. 脳と精神の医学 13:289-295, 2002.
19) Lugaresi E, Cirignotta F, Zucconi M, et al.: Good and poor sleepers: an epidemiological survey of the San Marino population. In Sleep/Wake Disorders: Natural History, Epidemiology, and Long-Term Evolution. Guilleminault and Lugaresi E (eds.), Raven Press, New York, pp. 1-12, 1983.
20) Diagnostic Classification Steering Committee, Thorpy MJ, Chairman: International classification of sleep disorders: Diagnostic and coding manual. Rochester, Minnesota: American Sleep Disorders Association, 1990.
21) 財団法人健康・体力づくり事業団: 健康づくりに関する意識調査報告書, 財団法人健康・体力づくり事業財団, 1997.
22) NHK放送文化研究所: データブック国民生活時間調査2000 (全国), 日本放送出版協会, 東京, 2001.
23) Association of Sleep Disorders Centers: Diagnostic classification of sleep and arousal disorders, First edition, prepared by the Sleep Disorders Classification Committee, Roffwarg, H.P., Chairman. Sleep 2:1-137, 1979.
24) Diagnostic Classification Steering Committee, Thorpy M J, chairman: International classification of sleep disorders: Disgnostic and coding manual. American Sleep Disorders Association, Rochester, 1990. (日本睡眠診断分類委員会訳: 睡眠障害国際分類: 診断とコードの手引. 笹氣出版, 仙台, 1994)
25) 坂本哲郎: III. 睡眠覚醒障害の診断. A. 診察法, 手順—睡眠覚醒障害の評価. 松下正明 (総編集) 臨床精神医学講座 13. 睡眠障害. pp.71-82, 中山書店, 東京, 1999.
26) 菅野 道: 不眠症に対する治療薬剤の選択. 薬局 46:497-502, 1995.
27) Buysse DJ, Reynolds III CF, Monk TH, Berman SR, Kupfer DJ: The Pittsburgh sleep quality index; A new instrument for psychiatric practice and research. Psychiatry Res 28:193-213, 1989.
28) Johns MW: A new method for measuring daytime sleepiness; The Epworth sleepiness scale. Sleep 14:540-545, 1991.
29) Rechtschaffen A, Kales A (eds.): A Manual of Standardized Terminology, Techniques and Scoring System for Sleep Stages of Human Subjects. Public Health Service, US Government Printing Office, Washington DC, 1968.
30) Kales A, Kales TD: Sleep disorders. recent findings in the diagrosis and treatment of disturbed sleep. N Engl J Med 290:487-499, 1974.
31) 末永和栄: 第V部 睡眠研究の方法. 1. 生理学的研究法—睡眠ポリグラフ検査. d. 睡眠段階・睡眠指標の正常値 (標準値). 日本睡眠学会 (編) 睡眠学ハンドブック. pp.515-518, 朝倉書店, 東京, 1996.
32) 早河敏治: 終夜睡眠ポリグラフィ. 太田龍朗, 大川匡子, 塩澤全司 (編) 臨床睡眠医学. pp.81-94, 朝倉書店, 東京, 1999.
33) Carskadon MA, Dement WC, Mitler MM, et al.: Guidelines for the multiple sleep latency test (MSLT): A standard measure of sleepiness. Sleep 9:519-524, 1986.
34) 内山 真, 太田克也, 大川匡子: 睡眠および睡眠障害の評価尺度. 松下正明 (総編集) 臨床精神医学講座 13. 睡眠障害. pp489-498, 中山書店, 東京, 1999.
35) 小野容明, 伊賀富栄, 太田保世: 睡眠時無呼吸症候群. Pharma Medica 18:49-55, 2000.
36) 日本睡眠学会 (編): 睡眠学ハンドブック. 朝倉書店, 東京, 1996.
37) 大川匡子: 生体リズムをふまえた治療. 脳の科学 22:563-570, 2000.
38) 小川暢也 (編): 時間薬理学. 朝倉書店, 東京, 2001.
39) 白川修一郎, 高瀬美紀: 睡眠障害と健康被害・経済的損失. 臨床と薬物治療 17:222-226, 1998.

(千葉 茂)

I. 総　論

成人における
サーカディアンリズム睡眠障害

1. サーカディアンリズム睡眠障害とは何か

　約24時間周期のサーカディアンリズム circadian rhythm は原始的な生物からヒトに至るまで認められる普遍的生命現象であり、地球の自転によって生じる環境変化（特に照度の変化）に適応するために進化してきた機能である。このリズムを駆動する内因性リズム発振機構（生物時計）は光を受容する器官と深く関連しており、ヒトでは、ラットなどのげっ歯類と同様に、視床下部の視交叉上核にあると考えられている。ヒト以外の哺乳類では睡眠覚醒リズムは生物時計（体内時計）に強力に支配されているが、ヒトではその支配は比較的弱いので随意的に睡眠覚醒スケジュールを変えることもできる。

　ヒトの生物時計を、睡眠覚醒リズム、メラトニン、深部体温（直腸温）からみてみよう。生物時計が、朝に視神経を介して太陽光を感知すると、その約14～15時間後に睡眠に適した体内環境をもたらすメラトニンが松果体で産生されはじめ、深部体温（直腸温）が低下してくる。さらにその2～3時間後になると、実際に眠くなる。眠りに入って一定時間経過するとメラトニンの産生が低下し、深部体温が上昇しはじめ、覚醒と活動への準備が始まる。

　しかし、ヒトが時刻を知る手がかりが得られない環境に置かれたら、睡眠や覚醒はどのように変化するであろうか。ヒトを取り巻く外界には、例えば光や社会生活上の因子など、時刻を知る指標（時間的指標）が多く存在する。このような指標は、同調因子、time cue、あるいは Zeitgeber と呼ばれている。こうした同調因子が得られない隔離実験室でヒトが長期間生活すると、その生物時計は24時間よりも少し長い内因性リズム、すなわち約25時間周期のフリーランリズム free running rhythm を刻むようになる。この事実は、睡眠覚醒を一定の周期で出現させる発振機構が生体内に存在することを示している。

　それでは、なぜヒトは約25時間の内因性リズムではなく24時間のサーカディアンリズムを示すのであろうか。その理由として、①内因性リズム（約25時間周期）を発振する体内の生物時計の存在のほかに、②この時計の内因性リズムを微調整する外界の同調因子の存在、あるいは、③外界の同調因子に合わせるための生物時計がもつ同調機能、などが関与していると推定されている[1]。

　ヒトの外界の同調因子として、光は非常に重要である[2]。特に注目すべきことは、光はそれが照射される時間帯によって深部体温や睡眠覚醒のリズムを変化させることである。すなわち、日中の光はヒト生体リズムに変化を起こさないが、早朝の時間帯で強い光を浴びると深部体温や睡眠の変化が予定よりも早く起こる。このような変化を位相の前進という。一方、就寝時刻のころに強い光を浴びると深部体温や睡眠の変化が予定よりも遅れる。このような変化を位相の後退という。位相の前進と後退はサーカディアンリズム睡眠障害 circadian rhythm sleep disorder の病態生理とその治療を論じるうえで重要なキーワードである。

2. サーカディアンリズム睡眠障害にはどのようなものがあるか

　総論でも述べたように、サーカディアンリズム睡眠障害は、時間帯域変化（時差）症候群、交代勤務睡眠障害、不規則型睡眠・覚醒パターン、睡眠相後退症候群（DSPS）、睡眠相前進症候群（ASPS）、非24時間睡眠覚醒障害（Non-24）の6つに分類されている（特定不能のサーカディアンリズム睡眠障害を含めると7つになる）。これら6つの睡眠覚醒パターンを図1に示す。

3. サーカディアンリズム睡眠障害の原因について

　サーカディアンリズム睡眠障害の原因については、内在因性（一次性）と外在因性（二次性）という2つの大きな考え方がある。内在因性とは、睡眠覚醒リズムをもたらす内因性サーカディアンリズムを発振する生物時計やその同調機能の障害

図1 サーカディアンリズム睡眠障害の睡眠パターン
（文献2を参考に作成）

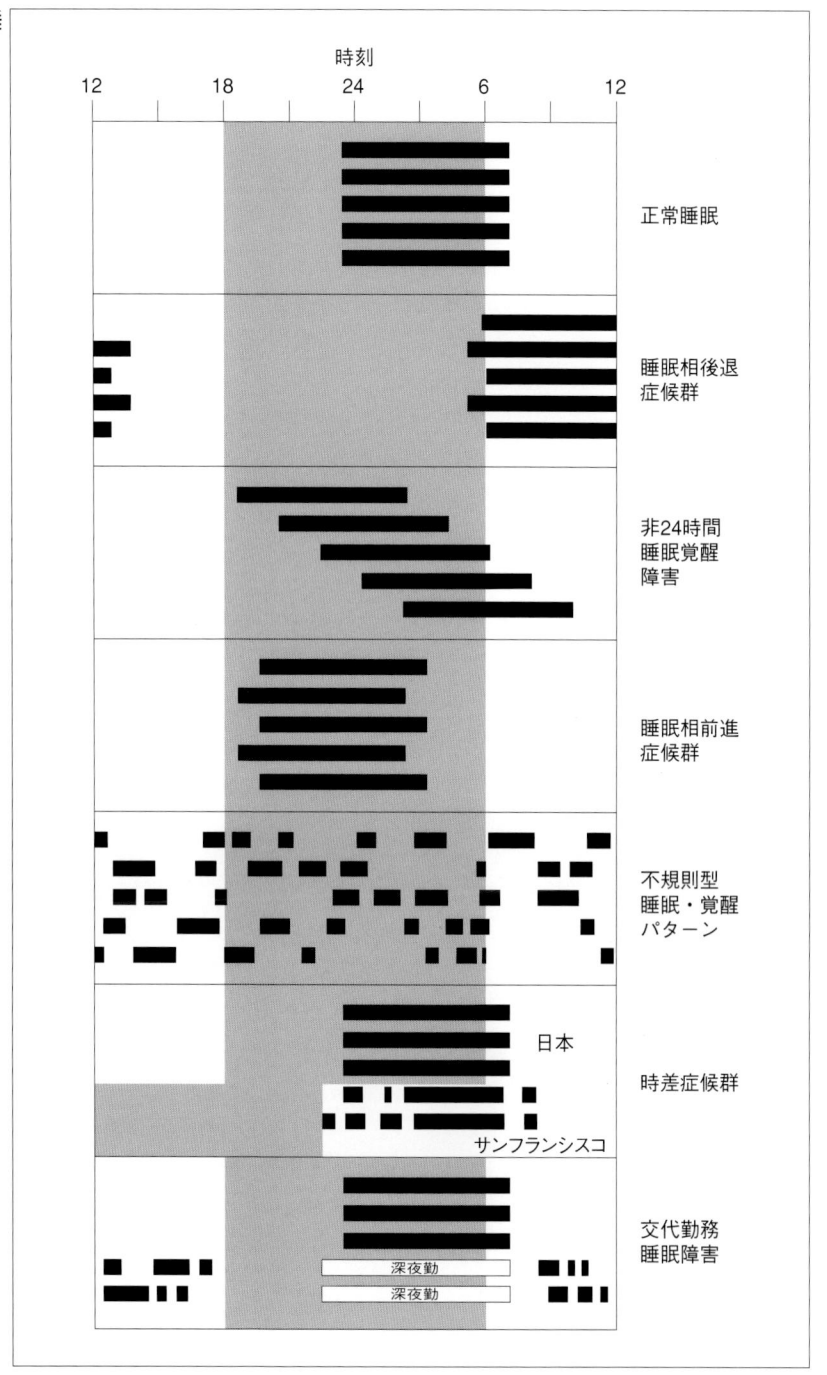

が脳機能障害のような身体内部の生理過程の異常（または病理）によって起こるという考えである。一方、外在因性とは身体の外部の要因、すなわち社会的、環境的要因（例：心理的ストレス要因）が原因であるというものである。しかし、内在因性と外在因性の原因が、一人の患者において同時に存在しながらサーカディアンリズム睡眠障害をもたらすこともあると推定されている。

時間帯域変化症候群（時差症候群）や交代勤務睡眠障害は、基本的に外在因性と考えられる。不規則型睡眠・覚醒パターンでは、広範な器質性脳障害が認められることが多く、内在因性とみなすことができる。DSPS、ASPS、およびNon-24は、それぞれ内在因性と外在因性がある。

DSPSは、思春期から青年期にかけて多く発症し、基本的には内在因性と考えられる。例えば、学校や職場には特にストレス要因が認められず、患者も「朝起きることさえできれば、学校に行ける」と述べることが多い。しかし、DSPSに社会的・環境的要因のような外在因性の要因がみられることもある。臨床的には、内在因性と外在因性の鑑別は困難なことが多く、また、両者の要因が混在していることも少なくない。特にDSPSは怠学や怠勤と見なされる場合がきわめて多く、学校や職場のメンタルヘルスにも関連する重要な問題になっている。

ASPSは初老期～老年期に多くみられる。興味深いことに、欧米や日本のASPSの症例のなかには、若いころに大陸横断の長距離列車あるいは長距離トラックの運転手であった者が、中高年になってから発症したものが多いという。

Non-24は、以前は先天性または後天性盲や精神遅滞を有する場合に多いと考えられてきたが、近年、これらを有さない人にもNon-24がみられることや、DSPSと同様に思春期から青年期にかけて多く発症すること、DSPSとの移行が認められること、などが明らかになっている[3]。

いずれにせよ臨床医は、サーカディアンリズム睡眠障害の背景に、生物時計や睡眠・覚醒にかかわる神経機構（特に視床下部や脳幹）に器質性脳障害が関与している可能性を常に念頭に置いて診療を行うべきである。

文献

1) 千葉　茂, 田村義之: 睡眠覚醒リズム障害の治療. 日本医事新報 4041:97-98, 2001.
2) 内山　真, 亀井雄一: サーカディアンリズム異常の光療法. CLINICAL NEUROSCIENCE 18:1179-1181, 2000.
3) 太田龍朗, 粥川裕平, 早河敏治: 精神神経疾患の状態像と鑑別診断. 13. 睡眠・覚醒リズム障害. 臨床精神医学 増刊号:80-89, 1997.

（田村義之、千葉　茂）

時間帯域変化症候群（時差症候群）

1. 概　念

時間帯域変化症候群（時差症候群）time zone change（jet lag）syndromeとは、いわゆる「時差ぼけ」のことであり、4～5時間以上の時差のある地域間をジェット機で急速に移動した際に、生体リズムとその到着した地域の生活リズムとの間にずれが生じるために一過性に心身の機能障害が生じるものである。これは時差のある東西方向への飛行でみられるものであり、南北方向への飛行では生じない。症状は到着地での睡眠障害と日中の眠気が最も多く、次いで精神作業能力低下、疲労感、食欲低下、頭重感、胃腸障害などが認められる[1]。ただし、通常は到着地に着いてから1週間以内に回復する。現在、日本における海外渡航者は年間1,500万人以上にのぼるが、このうち約2/3が本症候群を経験するといわれており、その対策は重要である。

2. 病態生理

本症候群の原因として、①生物時計と到着地の生活スケジュールとの間に生じる外的脱同調、②再同調過程における複数の生体リズムの間に生じる内的脱同調、③睡眠不足、などが考えられている[2]。

1）外的脱同調

時差の大きな地域間を急速に移動した場合、到着直後においては生物時計が出発地のリズムを維持しているために、すぐには到着地の生活スケジュールに同調することができない。これを外的脱同調 external desynchronizationという。

2）内的脱同調

生体リズムは生物時計機構によって駆動されて

おり、サーカディアンリズムには恒常性の弱いリズム（変化されやすいリズム）と、恒常性の強いリズム（変化されにくいリズム）がある。前者の代表として睡眠覚醒リズムやnon-REM睡眠リズムが、後者の代表として深部体温リズムやメラトニンリズム、REM睡眠リズムなどがある。

現地到着時には、これらすべてのリズムに脱同調（外的脱同調）がみられるが、その後、同調因子（光、社会的接触など）によって、すべてのリズムが次第に新しい生活スケジュールに同調していく。この際、恒常性の弱い睡眠覚醒リズムに比べて、恒常性の強い深部体温リズムやメラトニンリズムの再同調速度が遅いために、生体内のこれらのリズム間での脱同調、すなわち内的脱同調 internal desynchronization が生じることになる。「時差ぼけ」の症状の多くは、この内的脱同調に起因すると考えられている。

また、食欲低下や胃腸障害についても、生体リズムが内的脱同調の状態にある場合、社会的要素の強い食事時間と消化器系機能の内因性リズムとの間に脱同調が生じるために出現すると考えられる[3]。

3）睡眠不足など

移動中の睡眠不足や長時間飛行による疲労、あるいは機内の低気圧など特殊な要因も関与している可能性がある。

3．本症候群に影響を与える要因
1）飛行方向

症状の程度は飛行する方向によって異なる。日本から米国などへの東方飛行（地球の自転方向）は、日本から欧州などへの西方飛行（地球の自転と反対方向）よりも症状が強く出現する。これは、東方飛行の場合には再同調過程が生体リズムの位相を前進させる方向になるのに対して、西方飛行では位相を後退させる方向になるためである。東方飛行では到着地の夜間時間帯は、出発地のリズムに同調していた生物時計にとっては夕方の時間帯に相当するため、到着地のリズムに同調するためには位相を前進させる必要がある。これに対して西方飛行では、到着地の夜間時間帯は、出発地のリズムに同調していた生物時計にとっては朝方の時間帯に相当するため、到着地のリズムに同調させるためには位相を後退させればよいことになる。本来ヒトのサーカディアンリズムは24時間よりも長く約25時間であるため、位相を前進させるよりも後退させるほうが容易である。したがって、位相を前進させなければならない東方飛行では再同調が困難であり、また再同調速度も遅く、本症候群が出現しやすいと考えられる。

東方飛行の再同調過程においては、睡眠覚醒リズムの位相が前進するにもかかわらず、深部体温リズムの位相は後退して再同調することがある。この深部体温リズムのように、同調因子の位相変位方向とは逆方向から再同調することを逆行性同調という。逆行性同調が生じた場合、内的脱同調の状態が長く続くことになるため、「時差ぼけ」の症状は遷延すると考えられる。

2）個人差

外向的性格の者は内向的性格の者よりも再同調速度が速く、症状が軽いといわれている。また、加齢による影響はシミュレーション実験により検討されており[4]、加齢とともに飛行後の睡眠効率の低下や日中の覚醒度の低下がみられ、しかもこれらの状態が長く続く傾向が認められている。

4．検査所見（睡眠ポリグラフィ）

東西方向の飛行により、睡眠構造も変化する（図2）。東方飛行では睡眠時間の短縮、中途覚醒の増加、REM潜時の延長、REM睡眠の減少がみられる。一方、西方飛行では睡眠時間には著変なく、REM潜時の短縮、REM睡眠の増加がみられる。すなわち、東方飛行では入眠困難や睡眠が中断されやすく、西方飛行では入眠は良好であるが早朝覚醒がみられやすい[1]。東方飛行と西方飛行における睡眠構造の違いは、睡眠覚醒リズムは恒常性の弱いリズムであるのに対して、REM睡眠リズムは恒常性の強いリズムであることを考えると理解しやすい。

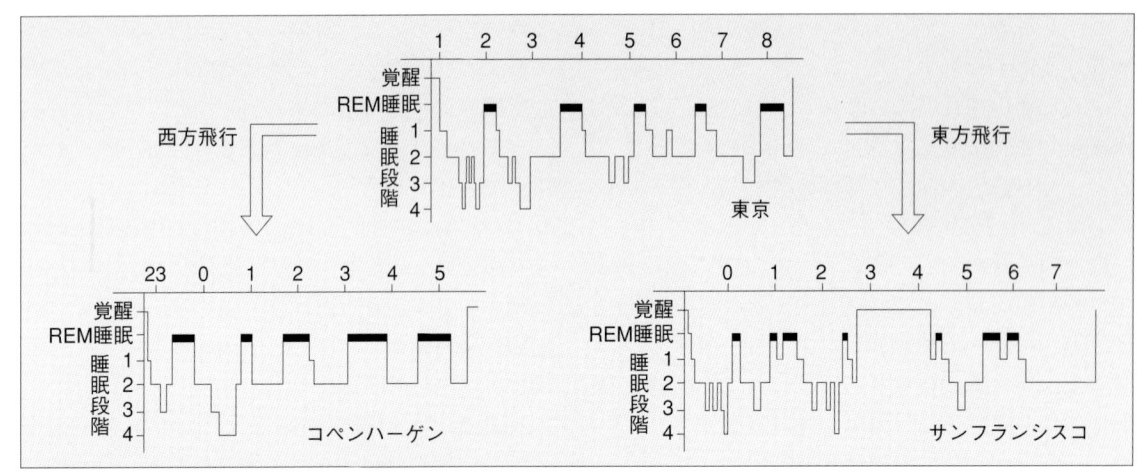

図2　西方飛行と東方飛行における睡眠構造の変化（文献1より）
上段は飛行前の睡眠構造、下図左は東京からコペンハーゲンへ西方飛行した直後の睡眠構造、下図右はサンフランシスコへ東方飛行した直後の睡眠構造である。

5. 診断基準

睡眠障害国際分類[5]による診断基準を表1に示す。

6. 本症候群と精神症状

本症候群は一過性の病態であり、いずれの症状も生命に危機を及ぼすものではない。ただし、精神障害をもつ患者では、生体リズムの障害がその症状を悪化させることがある。感情障害の場合、西方飛行によってうつ病が、また、東方飛行によって躁病が悪化しやすいことが報告されている[6]。また、飛行時間が長く、時差が大きくなるほど精神障害が発症しやすくなるともいわれている。

7. 対策

1）睡眠のコントロール

東方飛行については、夜間飛行による睡眠不足の解消を目的として、到着直後に2時間以内の短時間の昼寝をとることが望ましい。また、到着地における夜間睡眠を確保するために短時間（超短時間）作用型の睡眠薬（トリアゾラム、ゾピクロン、ブロチゾラムなど）を少量使用するのもよい。ただし、アルコールと併用した場合には健忘などが出現する可能性があるので注意が必要である。

西方飛行については、到着地での入眠は良好であり、「時差ぼけ」も比較的短期間で解消されるため問題になることは少ない。

2）生物時計の再同調促進

到着地の生活スケジュールに早く同調するために、光や社会的接触といった同調因子を積極的に利用する。東方飛行では、生物時計の位相前進反応時刻である主観的朝に屋外に出て高照度光（自然光）を浴びるようにする。

また、メラトニンの使用も生物時計に作用し、適切な時刻に投与することで再同調を促進する。メラトニンの位相反応曲線は光の位相反応曲線と逆の形をしており、朝の時間帯での投与は位相を後退させ、午後の投与は位相を前進させると考えられる。また、入眠促進作用を有していることも知られており、東方飛行の場合、就寝前にメラトニン5mgの服用が有用であるという報告がある[7]。

文献

1) 佐々木三男: 時差ボケ. 鳥居鎮夫 (編) 睡眠の科学. pp.149-183, 朝倉書店, 東京, 1984.
2) Graeber RC: Jet lag and sleep disruption. In Principles and Practice of Sleep Medicine, 2nd ed. Kryger MH, Roth T, Dement WC(eds.), Saunders, Philadelphia. pp.463-470, 1994.
3) 本間研一, 本間さと, 広重 力: 生体リズムと身体機能. 生体リズムの研究. pp.227-244, 北海道大学図書刊行会, 札幌, 1989.

表1　時間帯域変化（時差）症候群の診断基準（文献5より）

A. 不眠または過度の眠気が主訴。
B. 正常な睡眠覚醒概日サイクルのくずれがある。
C. 少なくとも2つの時間帯域を通過する航空機旅行後1〜2日以内に症状が現れる。
D. 以下の症状のうち少なくとも2つがある。
　1. 日中の遂行能力の低下。
　2. 食欲または胃腸機能の変化。
　3. 排尿のための夜間中途覚醒頻度の増加。
　4. 全身倦怠感。
E. 睡眠ポリグラフィと睡眠潜時反復テスト（MSLT）により正常な睡眠覚醒パターンが消失しているという時間生物学的リズム障害の証明。
F. 症状を説明できるような精神科疾患または内科疾患がないこと。
G. 不眠あるいは過度の眠気を生じる他のいかなる睡眠障害（例えば交代制勤務による睡眠障害）の診断基準にも該当しないこと。

最小限基準：A+C
重症度基準
　軽　度：上記の定義による軽度の不眠または軽度の眠気過度。
　中等度：上記の定義による中等度の不眠または中等度の眠気過度。
　重　度：上記の定義による重度の不眠または重度の眠気過度。
持続基準
　急　性：持続が7日以内。
　亜急性：持続が7日を超えるが3ヵ月を超えない場合。時間帯域変化の機会が1回以上あること。
　慢　性：持続が3ヵ月以上。時間帯域変化の機会が多数回あること。

4) Moline ML, Pollak CP, Monk TH, et al.: Age-related differences in recovery from simulated jet lag. Sleep 14:42-48, 1992.
5) 日本睡眠学会診断分類委員会訳: 睡眠障害国際分類診断とコードの手引. pp.72-74, 笹氣出版, 仙台, 1994.
6) Jauhar P, Weller MP: Psychiatric morbidty and time zone changes: A Study of Patients from Heathrow Airport. Brit J Psychiat 140:231-235, 1982.
7) Arendt J, Aldhous M, Marks V: Alleviation of jet lag by melatonin. Annu Rev Chronopharmacol 3:739-754, 1986.

（田村義之、千葉　茂）

交代勤務睡眠障害

1. 概　念

交代制の勤務スケジュールと関連して、一過性の不眠または過眠を生じるものを交代勤務睡眠障害 shift work sleep disorder という。交代制勤務とは、看護業務や交通運輸関連に代表されるような24時間体制の職場における勤務形態である。これには、夜勤のみを継続して行うような長期固定シフトと、日勤および夜勤を交互に繰り返す短期交代シフトがある。さらに、後者には2交代制勤務と、夜勤をさらに準夜勤と深夜勤に分ける3交代制勤務がある。交代制勤務者数は24時間社会の到来によって増加傾向にあり、日本では全労働者の8.6％、約580万人に達すると推定されている[1]。

いずれの勤務形態においても夜勤、特に深夜勤後の昼間の睡眠において、入眠困難や中途覚醒の増加、睡眠時間の短縮といった睡眠障害がみられやすく、勤務中には眠気と精神作業能力の低下が認められる[2,3]。疲労感、胃腸障害、あるいは抑うつ傾向を伴いやすく[4]、心血管障害や脂質代謝異常を合併することも多い[5]。これらの症状は、時間帯域変化症候群と共通するものの、症状がより慢性、反復性に現れる。

交代制勤務者の居眠りの頻度は昼間のみの勤務者に比べてきわめて高く、交通事故や医療事故をはじめとして、スリーマイル島やチェルノブイリの原発事故など産業事故の発生にも大きく関係していることが明らかになっている。交代勤務睡眠障害は、健康問題の側面だけではなく、社会経済的側面からも重要な問題である。

2. 病態生理

1) 交代制勤務と生体リズム障害

交代制勤務では、夜勤などの勤務スケジュールに合わせて強制的に睡眠覚醒リズムを変化させたり逆転させる必要がある。しかし、すぐには同調することができないこと、すなわち、外的脱同調を生じることが病態の一因になっている。また、恒常性の弱い睡眠覚醒リズムは勤務スケジュールに同調することができたとしても、恒常性の強い深部体温リズムやメラトニンリズムなどの生体リズムと睡眠覚醒リズムとの間に内的脱同調が生じることも原因と考えられている。

外的環境の変化によって生じる時間帯域変化症候群では、症状の出現が2～3日と一過性であり、生体リズムも7～10日で到着地の生活スケジュールに完全に同調する。これに対して本症候群では、昼夜変化や社会的接触などの時間的指標（同調因子）が存在することから、たとえ夜勤のみを継続する長期固定シフトであっても生体リズムが完全には勤務スケジュールに同調せず、内的脱同調が慢性的に続くことになる。生体リズムが完全には勤務スケジュールに同調していないことは、恒常的に夜勤をしている人でも、休日にはすぐに通常の生活スケジュール（昼間の活動と夜間の睡眠）に戻れることから理解できる。

2) サーカディアンリズムと覚醒度・作業能率

覚醒度や作業能率には日内変動が認められる。これは、生物時計機構によって駆動されるサーカディアンリズムの影響を受けていることを意味する。主観的覚醒度および作業能率が1日の中で最も低下するのは深部体温リズムの最下降点（メラトニンリズムの最上昇点）の直後であることが知られている[6]（図3）。したがって、夜勤中には深部体温リズムが最下降点を迎えるため、覚醒度と作業能率の低下が認められる。

3) 覚醒（断眠）時間と作業能率

交代勤務睡眠障害では、睡眠時間の短縮、すなわち覚醒（断眠）時間の延長が認められる。特に夜勤第1日目には、交代制勤務者の多くが24時間以上覚醒しているという報告もある[7]。覚醒（断眠）時間が延長するにつれて、作業能率は低下する傾向がある[6]。例えば、24～27時間の覚醒（断眠）が続いたときの作業能率は、アルコールの血中濃度が0.08～0.1％の状態（これは車の運転には違法となるほどの血中濃度である）での作業能率に相当する。ただし、作業能率はサーカディアンリズムの影響も受けるため、覚醒（断眠）時間が27時間を超えると回復が認められる（図4）。

4) 個人差

一般的には、夜型人間は朝型人間に比べて交代制勤務に適しているといわれる。その理由として、夜型では位相の後退が認められやすいこと、深部体温リズムの振幅が大きく、安定していることなどがあげられる。一方、年齢が高くなるにつれて、深部体温リズムの振幅は低下し、周期も短縮するために位相が前進して朝型になる。したがって、高齢者では交代制勤務に順応しにくいと考えられる。しかし、逆方向（深夜勤→準夜勤→日勤）の短期交代シフトのような勤務スケジュールでは、朝型人間よりも夜型人間のほうが順応しにくい[8]。

3. 検査所見

睡眠日誌あるいはアクティグラフによる活動量の記録において、分断された睡眠覚醒パターンがみられ、これは通常の睡眠時間帯に行う勤務（夜間勤務）との間に時間的な関連を認める。夜勤後の昼間睡眠における睡眠ポリグラフィでは、睡眠時間の短縮、中途覚醒の増加、REM潜時の短縮などが認められる。このREM潜時の短縮は、たとえ睡眠覚醒リズムが逆転しても、恒常性の強いREM睡眠リズムは同調していないことを反映している。

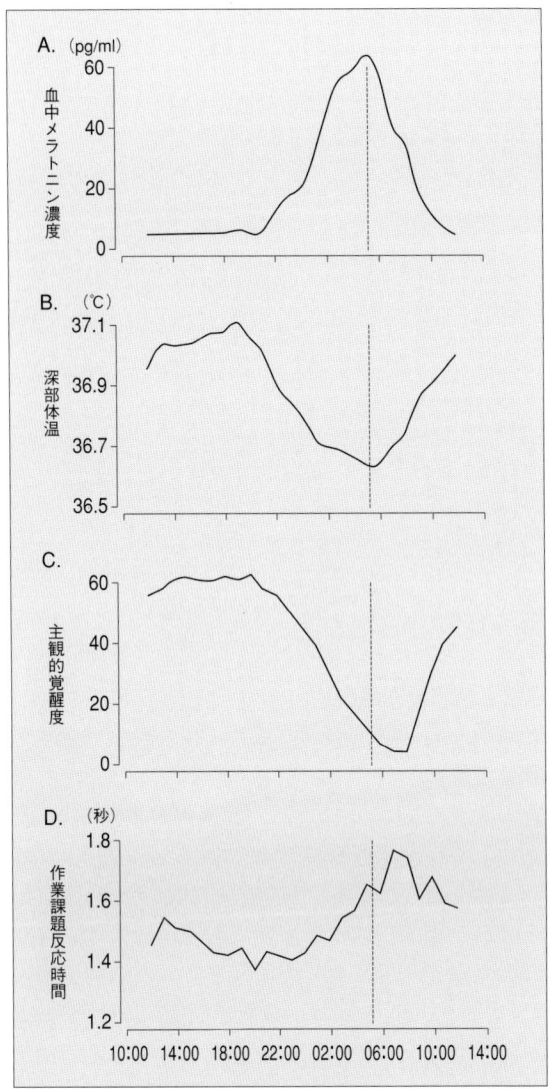

図3 血中メラトニン濃度、深部体温、主観的覚醒度および作業課題反応時間の日内変動
（文献6より改変）

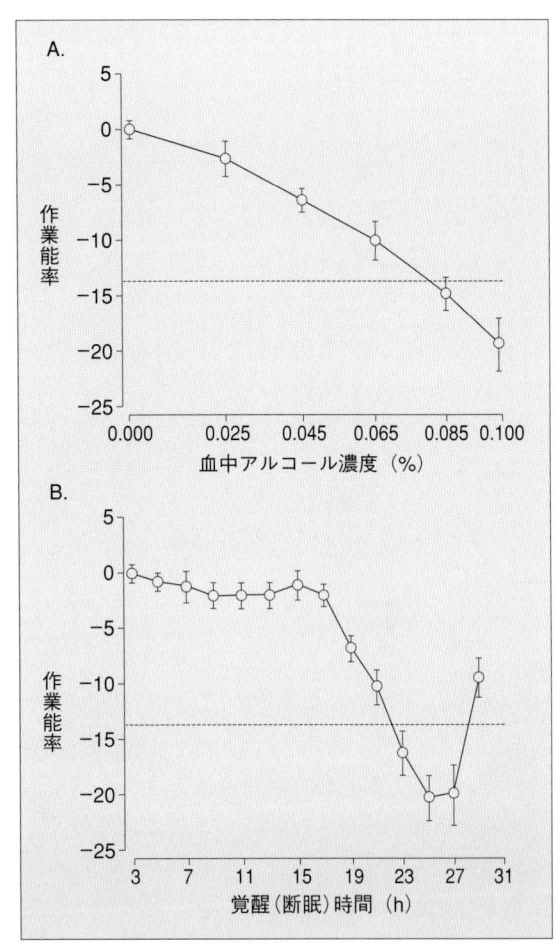

図4 作業能率に及ぼす血中アルコール濃度と覚醒時間の比較（文献6より改変）
A：血中アルコール濃度と作業能率との関係を示している。B：覚醒（断眠）時間と作業能率との関係を示している。点線は、血中アルコール濃度が0.08％での作業能率に相当する。

4．診断基準

睡眠障害国際分類[9]による診断基準を表2に示す。

5．対　策

1) 勤務スケジュール

通常、夜勤のみを長期継続しても生体リズムは完全には夜勤スケジュールに同調することがないことから、短期交代シフト（交代勤務の各期間が数日のシフト）が採用されることが多い。短期交代シフトでは、生体リズムの位相をできるだけ変化させないようにするので、休日や日勤には内的脱同調の症状を生じさせずにすむという長所がある。しかし、夜間勤務時間は、睡眠覚醒リズムとメラトニンリズムとの間に内的脱同調が生じるため、勤務中の眠気や作業能率の低下が生じやすい

表2 交代勤務睡眠障害の診断基準 （文献9より）

A. 主要な訴えが不眠や過度の眠気であること。
B. 主要な訴えは通常の睡眠時間に行う仕事の時間帯（通常は夜間勤務）と時間的に関連している。
C. 睡眠ポリグラフィや睡眠潜時反復テスト（MSLT）を行うことによって正常な睡眠覚醒パターンが失われていることが明らかにされるなど、時間生物学的リズムが障害されている証拠があること。
D. 症状を引き起こす精神障害や身体的疾患がないこと。
E. 不眠や過度の眠気を引き起こす他のいかなる睡眠障害の診断基準にも合わないこと。
例：時間帯域変化（時差）症候群。

最小限基準：A＋B
重症度基準
　軽　度：上に定義された軽度の不眠や過度の眠気。1～2時間程度の睡眠の異常が認められることが多い。
　中等度：上に定義された中等度の不眠や過度の眠気。2～3時間程度の睡眠の異常が認められることが多い。
　重　度：上に定義された重度の不眠や過度の眠気。3時間以上の睡眠の異常が認められることが多い。
持続基準
　急　性：7日以下。
　亜急性：7日より長く3ヵ月より短い。
　慢　性：3ヵ月以上。

（図5A、B）。一方、長期固定シフト（交代勤務の各期間が数週間のシフト）は、たとえ恒常的な夜勤者であっても休日には通常の生活リズム（昼間の活動と夜間の睡眠）に戻ることができることから、生体リズムをできるだけ夜勤スケジュールに同調させるものである（図5C）。このため、勤務中の眠気や作業能率の低下が軽減される。

勤務シフトの方向については、本来ヒトのサーカディアンリズムは約25時間であるため、位相の変位は前進よりも後退させるほうが容易である。このため、理論的には短期交代シフト（3交代制勤務）の場合には、「日勤→準夜勤→深夜勤」という順方向のほうが、「深夜勤→準夜勤→日勤」という逆方向よりも望ましいと考えられる。しかし、フィールド実験では、順方向が逆方向に比べて必ずしも望ましいという結果は得られていない[10]。

最近、日本では3交代制勤務に代わって2交代制勤務の導入が増加している。福田らは2交代制勤務について、仮眠をとれるなどの条件が整えば、勤務中の眠気が少なく睡眠覚醒リズムを調整しやすい勤務であること、また、勤務の間隔が長くなること、などの長所を報告している。

2）高照度光療法

夜間の高照度光照射により、夜勤中の覚醒度と作業能率の上昇、および昼間睡眠における睡眠構造の改善が認められたという報告が多い[11,12]。ただし、照度や曝露時刻および曝露時間の設定については不明な点が多く、今後の課題である。また、夜勤が連続3日以内と短期である場合には、夜間の高照度光照射によって生体リズムの位相を変化（後退）させることは、休日や日勤において眠気が強くなったり、作業能率を低下させる可能性がある。

3）薬物療法

昼間睡眠については、遮光（遮光ゴーグルの着用など）、遮音などの環境調整を行うとともに、短時間作用型睡眠薬[13]や少量のアルコールを用いることもある。また、夜勤中のカフェイン摂取が有効であるとの報告もある。

4）短時間の仮眠

夜勤中（特に午前1～4時）に1時間未満（30～50分）の仮眠をとるだけで、その後の眠気や疲労感を低下させることができる。米国連邦航空局の民間航空医学研究所は[14]、午前3時から45分の仮眠によって模擬航空管制作業課題の反応時間

が、仮眠をとらなかった群に比較して約20％速くなったと報告している。仮眠は生体リズムの位相に影響を与えないため、特に勤務スケジュールが短期交代シフトの場合には有効な方法であると考えられる。

文献

1) 厚生労働省統計情報部: 平成十一年賃金労働時間制度等総合調査. 2000.
2) Akerstedt T, Torsvall L, Froeberg JE: A questionnaire study of sleep/wake disturbances and irregular work hours. Sleep Res 12:358, 1983.
3) Gold DR, Rogacz S, Bock N, et al.: Roting shift work, sleep and accidents related to sleepiness in hospital nurse. Am J Public Health 82:1011-1014, 1992.
4) 堀口 淳, 田中 昭, 助川鶴平ほか: 交代制勤務者の睡眠覚醒障害と抑うつに関する検討. 精神医学 34:1113-1118, 1992.
5) Costa G: The impact of shift and night work on health. Applied Ergonomics 27:9-16, 1996.
6) Shantha MR, Josephine A: Health in a 24-h society. Lancet 358:999-1005, 2002.
7) Folkard S: Is there a best compromise shift system? Ergonomics 35:1453-63, 1992.
8) 松本三樹, 鎌田隼輔, 直江裕之ほか: 三交代制勤務に従事する看護婦の実情調査; 勤務スケジュール, 睡眠感, 疲労感および抑うつについて. 精神経誌 98:11-26, 1996.
9) 日本睡眠学会診断分類委員会訳: 睡眠障害国際分類診断とコードの手引き. pp.74-76. 笹氣出版, 仙台, 1994.
10) Barton J, Fokard S: Advancing versus delaying shift systems. Ergonomics 36:59-64, 1993.
11) Czeisler CA, Johnson MP, et al.: Exposure to bright light and darkness to treat physiologic maladaptation to night work. N Engl J Med 322:1253-1259, 1990.
12) Eastman CI, Martin SK: How to use light and dark to produce circadian adaptation to night shift work. Annu Med 31(2):87-98, 1999.
13) Bozin JJ: Pharmacotherapy of transient insomnia related to night work. Arh Hig Rada Toksikol 47: 157-165, 1996.
14) Della Rocco PS, Comperatore C, Caldwell L, et al.: The effects of napping on night shift performance. Federal Aviation Administration Civil Aeromedical Institute, Oklahoma City, 2000.

(田村義之、千葉　茂)

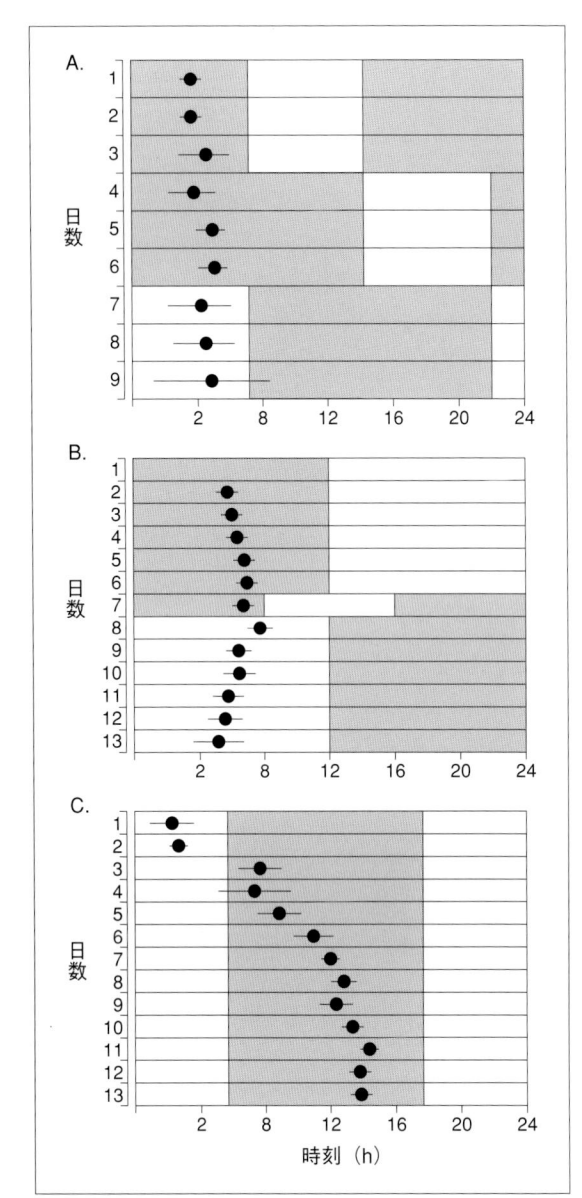

図5　3つの交代制勤務スケジュールにおける生体リズム（メラトニンリズム）の位相（文献6より改変）
A：陸地での3交代制短期交代シフトである。B、C：海洋掘削装置と呼ばれる、陸地から離れ、日光からも遮断された環境で用いられる、2交代制短期交代シフト（B）と長期固定シフト（C）である。
■は睡眠時間帯あるいは自由時間帯、□は勤務時間帯、●はメラトニンリズムのピーク時刻を示す。

不規則型睡眠・覚醒パターン

1. 概念

不規則型睡眠・覚醒パターン irregular sleep-wake pattern は、睡眠および覚醒の出現様式が不規則となり、明らかなサーカディアンリズムがみられず、多相性の睡眠覚醒リズムを呈するものである。すなわち、睡眠覚醒リズムの消失・平坦化と見なすことができ、日中の精神機能を低下させているといえる。

患者は夜間にしばしば覚醒し、日中も短時間の睡眠が頻回にみられ、24時間以内に少なくとも3回以上の睡眠相のエピソードが存在する。このような睡眠覚醒パターンは生理的な加齢変化として新生児や高齢者にも認められるが、特に精神遅滞や失脳状態の患児（先天性脳障害児）、あるいは痴呆、脳血管障害、脳腫瘍、頭部外傷などの器質性脳疾患を有する患者に認められることが多い。また、重篤な脳障害が存在しない場合でも、長期臥床を強いられるような状況では光（明暗刺激）や社会的接触といった外界の同調因子が不十分になるため、不規則な睡眠覚醒パターンを呈しやすい。

不規則型睡眠・覚醒パターンは、社会的・環境的要因によって引き起こされていると考えられる場合は外在因性 extrinsic、生物時計の発振機構あるいは同調機構の障害によると考えられる場合は内在因性 intrinsic と呼ばれる。

2. 疫学

性差、発症年齢、遺伝負因については不明である。日本の多施設共同研究によれば、サーカディアンリズム睡眠障害患者の約20.7％が本症であったと報告されている[1]。

3. 病態生理

Okawa ら[2] は、不規則な睡眠覚醒パターンを示すと同時に、体温リズムや内分泌リズムの消失・平坦化を示す重症脳障害児を報告している。したがって、本症の病態として生物時計の発振機構障害が存在すると考えられる。また、広汎な器質性脳障害を有する患者では感覚障害や知覚障害を有していることも多く、同調機構の障害（同調因子に対する感受性の低下）が関係している可能性もある。さらに、睡眠覚醒機構である脳幹や視床の障害が存在する場合には、睡眠覚醒リズムをいっそう不規則化させる要因になる。

入院や施設入所に伴う長期臥床状態では、光（明暗刺激）や社会的接触といった同調因子の減弱が本症の発症に関係していると考えられる。

一人の患者において、これらの複数の要因が関与していることもある。

4. 検査所見

本症の睡眠日誌、あるいはアクティグラフによる活動量の記録において、入眠時刻および睡眠時間の一定しない不規則な睡眠が、24時間のなかで少なくとも3回以上（多相性）認められる。体温リズムは、振幅の低下（平坦化）と不規則化が認められる。睡眠ポリグラフィでは、正常な睡眠構造が消失し、徐波睡眠の減少および睡眠効率の低下が認められる。

5. 診断基準

睡眠障害国際分類[3]による診断基準を表3に示す。

6. 鑑別診断

本症に類似する睡眠覚醒パターンが、睡眠相後退症候群（DSPS）や非24時間睡眠覚醒障害（Non-24）などのサーカディアンリズム睡眠障害をもつ患者において、通常の生活スケジュールに合わせようと努力したときに一過性に認められることがある。しかし、患者に睡眠欲求に従って自由に睡眠をとらせると、本来のDSPSやNon-24の睡眠覚醒パターンを呈することから、容易に鑑別することができる。

ナルコレプシーの患者でも頻回の睡眠エピソードが認められる。ナルコレプシーでは、睡眠エピソードの持続は20～30分と短いこと、覚醒時に

表3 不規則型睡眠・覚醒パターンの診断基準 （文献3より）

A. 不眠や過度の眠気の訴え。
B. 24時間以内に少なくとも3回以上の睡眠エピソードがみられる不規則なパターン。
C. この睡眠パターンが少なくとも3ヵ月間続く。
D. 24時間の平均睡眠時間は年齢相応である。
E. 時間生物学的周期性の障害が次のいずれかにより明らかである。
　1. 少なくとも24時間以上連続した睡眠ポリグラフで正常な睡眠覚醒パターンの消失が示される。
　2. 少なくとも24時間以上連続した体温測定で正常な体温パターンの消失が示される。
F. 症状を説明しうる内科的疾患あるいは精神科的障害がない。
G. 不眠あるいは過度の眠気を引き起こす他のいかなる睡眠障害の診断基準にも当てはまらない。

注：もし、睡眠障害が社会的あるいは環境的に引き起こされていると考えられるなら、不規則型睡眠・覚醒パターン—外在因型と記載し、コードせよ。もし、睡眠障害が異常なサーカディアンペースメーカー、その同調機構、あるいは脳機能異常によって引き起こされていると考えられるなら、不規則型睡眠・覚醒パターン—内在因型と記載し、コードせよ。

最小限基準：A＋B＋C、またはB＋E
重症度基準
　軽　度：上に定義された軽度の不眠や過度の眠気。
　中等度：上に定義された中等度の不眠や過度の眠気。
　重　度：上に定義された重度の不眠や過度の眠気。
持続基準
　急　性：6ヵ月以下
　亜急性：6ヵ月より長く1年より短い
　慢　性：1年以上

さっぱりとした爽快感が得られること、および多くの症例で情動脱力発作が認められることなどが不規則型睡眠・覚醒パターンとの違いである。

7. 治　療

本症では、重篤な器質性脳障害を有する患者が多く、治療は困難な場合が少なくない。しかし、日中の覚醒レベルや活動性を高めるための介護者の働きかけを増やしたり、高照度光照射が奏効することがある。また、夜間の睡眠を確保するために、排尿回数を減らすなどの工夫も必要である。

不眠に対してベンゾジアゼピン系睡眠薬を使用することも有効である。しかし、過鎮静や逆説的興奮が認められたり、過剰な鎮静薬および睡眠薬の使用が睡眠覚醒リズムを増悪させることがあるため、注意が必要である。

文　献

1) 高橋清久，森田伸行，三島和夫ほか：我が国における睡眠覚醒リズム障害の多施設共同研究，第1報，人口統計的研究. 精神医学 35(6):605-614, 1993.
2) Okawa M, Takahashi K, Sasaki H: Disturbance of circadian rhythm in severely brain-damaged patients corelated with CT findings. J Neurol 233: 274-282, 1986.
3) 日本睡眠学会診断分類委員会訳: 睡眠障害国際分類診断とコードの手引. pp.76-78. 笹氣出版, 仙台, 1994.

（田村義之、千葉　茂）

睡眠相後退症候群

1. 概　念

睡眠相後退症候群 delayed sleep phase syndrome (DSPS) は、1981年にWeitzmanらによって命名された。DSPSでは、睡眠時間帯（睡眠相）が通常よりも慢性的に数時間以上遅れて固定しているため（例：午前4時～午後1時の睡眠相）、通常の社会生活スケジュールに合わせて望ましい時刻に

入眠したり覚醒することが困難になる。

患者の大多数は夕方から夜間にかけて最も目がさえるという夜型人間である。午前2～6時ごろまで入眠できず、睡眠薬やアルコールを使用しても睡眠時間帯を前進させることはほとんど不可能である。朝、無理に起床してもかえって日中の眠気を増強させてしまい、仕事や勉強に集中することができなくなる。入眠時刻は毎日ほぼ一定であり、いったん入眠すると比較的安定した睡眠が得られる。すなわち、DSPSでは極度の宵っぱりと朝寝坊を矯正することができない。

患者は、たとえその睡眠相が後退していてもほぼ正常な質と持続時間を示す24時間周期の睡眠をとることができるが、会社や学校などがある場合には、遅刻や欠勤・欠席、不登校など社会的な問題に悩むことになる。また、頭痛・頭重感、食欲低下、嘔気、腹痛、めまい、倦怠感などの身体症状も高頻度に認められ、周囲からは"怠け者"としてみられることがある。

2. 疫　学

思春期に最も多く発症するが、小児期に発症することもある。30歳以降の発症は少ない。DSPSでは、夏休みなどの長期休暇中に昼夜逆転した生活を送ることや、試験勉強のための夜ふかし、進学や就職・転職などに伴う生活環境の変化などが誘因になるといわれている。なお、いったんDSPSが発症すると、これらの誘因が消失しても後退した睡眠時間帯を元に戻すことができない。

有病率は、不眠を訴える患者の5～10％、一般人口では0.17～7.3％と報告されている[1,2]。粥川らの高校生を対象とした睡眠調査によれば、DSPSの有病率は0.4％である[3]。また、日本の多施設共同研究によれば、サーカディアンリズム睡眠障害患者の58.7％がDSPSであった[4]。

また、2000年度の学校基本調査報告書によれば、心理的・社会的要因などで学校を30日以上欠席した不登校の小中学生は134,000人であり、その人数には増加傾向が認められている。このことから、DSPSの患者数も増加していると推定される。

3. 病態生理

本来ヒトのサーカディアンリズムは約25時間周期であるが、昼夜環境下では光や非光因子（社会的接触、強制睡眠覚醒スケジュール、運動など）といった同調因子によって、24時間周期に同調している。すなわち、同調因子のない時間的隔離環境下では、睡眠覚醒リズムと深部体温リズムはいずれも24時間以上の周期でフリーランし、また、これら2つのリズムは固有の周期で変動する。

DSPSでは、睡眠時間帯が遅れているだけではなく、深部体温リズムの後退なども認められる。したがって、サーカディアンリズムを駆動する生物時計の発振機構あるいは同調機構の障害と考えられる（内在因性DSPS）。一方、心理社会的な問題が社会的な引き込もりをもたらし、リズム同調の手がかり（光、社会的接触、運動など）を失い、二次的にDSPSを呈することもある（外在因性DSPS）。臨床的には、内在因性と外在因性の原因が混在していると思われる症例も少なくない。

DSPSの病態はいまだ不明な点が多いが、以下の仮説がある。

1）遺伝的要因が存在する

生物時計の中枢が、哺乳類では視床下部の視交叉上核にあることは、これまで破壊実験、離断実験、および移植実験などから確認されている。また、近年の遺伝子レベルでの研究から、視交叉上核において、時計遺伝子が複数のfeedback loopを形成することにより約24時間周期のサーカディアンリズムが作られること、および、時計遺伝子の変異によりサーカディアンリズムに異常が生じることが知られている。

遺伝負因については、Finkら[5]がDSPSを呈した一家系を報告している。また、Ebisawaら[6]はDSPSの患者を対象として遺伝子多型解析を行い、時計遺伝子の一つであるPer3について複数のミスセンス多型を見いだした。この中の1種類のハプロタイプ［G647, P864, 4-repeat, T1037, R1158］はDSPSの約15％にみられ、その頻度は正常被験者の約2％に比較して有意に高頻度であった。すなわち、V647G多型がPER3蛋白の機能を変化させ

た結果、サーカディアンリズム障害をもたらしていると考えられる[6]。Iwaseら[7]は、別の時計遺伝子である*Clock*についての遺伝子多型解析を行い、本症候群の患者ではT3111C多型の保有率が低い傾向が認められたことを報告しており、T3111C多型がDSPSの発症抑制因子として関与している可能性を示唆している。

2）位相反応曲線の異常が存在する

Czeislerら[8]は、DSPSの患者では位相反応曲線の異常が存在すること、すなわち前進相（位相前進反応部分）がきわめて狭いために、いったん遅れたリズム位相を前進させることができないという仮説を提唱した。しかし今のところ、この仮説は実証されていない。

3）最低体温出現時刻から起床時刻までの時間が延長している

Ozakiら[9]によれば、DSPSでは睡眠相の早い時刻に深部体温の最下降点が出現しており、最低体温出現時刻から起床までの時間が健常者に比べて有意に延長しているという。このため、最低体温出現時刻の直後から数時間にあたる位相前進反応部分が、DSPSでは睡眠によって覆われるために、光を浴びることができず、結果的にいったん後退した睡眠相を前進させることができないと考えられる。

4）生物時計のサーカディアンリズム周期が延長している

Regesteinら[10]によれば、本来のヒトの約25時間周期のサーカディアンリズムが、DSPSではさらに延長しているために、後退した睡眠相を前進させることが困難であるという。

5）生物時計の光感受性が低下している

生物時計の光に対する感受性が減弱しているために、光によるリズム同調が適切に行えない可能性もある。

6）睡眠の恒常性維持機構に障害がある

夜ふかしや徹夜などで覚醒している時間が長くなると、その後の睡眠では深い睡眠である徐波睡眠が増加し、入眠時刻も早くなる。また、一般に徐波睡眠は睡眠の前半に出現し、後半にはみられなくなる。このように、先行する覚醒の長さや内容によってその後の睡眠の質が変化し、覚醒中に損なわれた身体機能の回復に関与していることを睡眠の恒常性維持機構という。

尾崎ら[11]は、DSPSの患者では夜間睡眠の前半から後半にかけてみられる徐波活動の減衰過程が明らかではないことを、また、内山ら[12]は、DSPSの患者では、正常人で通常みられる断眠後のsleep propensityの増強（すなわち眠気の増強）が認められなかったことを報告している。したがって、患者は無理に早起きをしても、入眠時刻を早めることができない。

以上のことから、DSPSでは睡眠の恒常性維持機構に障害のある可能性が考えられている。

7）内的脱同調が身体症状に関係している

本症候群では頭痛・頭重感、食欲低下、嘔気、腹痛、めまい、倦怠感などの身体症状が高頻度に認められる。こうした身体症状の原因として、睡眠覚醒リズムと深部体温リズム、あるいはメラトニンリズムとの間の内的脱同調が関係している可能性がある。しかし、内的脱同調下においても身体症状をまったく訴えない者もおり、その機序はいまだに不明である。

8）心理社会的な要因が存在している

DSPSの成人患者の半数以上において、何らかの精神医学的問題が存在するといわれている。すなわち、①防衛的で、決断力が弱く、葛藤を生じやすい神経症的傾向、②要求水準が高く、完全主義で、他者依存に抵抗があること、③自己中心的な感情をもちやすいこと、などの性格特徴が指摘されている[13]。こうした心理特性が社会的な引きこもりをもたらし、リズム同調の社会的手がかり（光、社会的接触、運動など）を失い、外在因性DSPSを呈することがある。

また、内在因性DSPSの患者においても、睡眠相の後退による社会的不適応が少なくとも数ヵ月以上にわたって持続し、多くの例では数年以上にも及ぶため、二次的に抑うつ気分や意欲の低下など抑うつ状態を呈することが多い。

4. 検査所見

1）睡眠日誌、あるいはアクティグラフによる活動量の記録

2週間以上の記録において、ほぼ固定した睡眠時間帯の後退が認められる。

2）睡眠ポリグラフィ（PSG）

入眠困難による睡眠潜時の延長（通常30分以上）が認められ、このため睡眠効率がやや低下している（75～80％）。また、REM潜時が50～70分に短縮していることが多い。しかし、後退した睡眠時間帯の記録では中途覚醒がほとんどなく、睡眠構造そのものはほぼ正常である。

3）睡眠潜時反復テスト（MSLT）

午前の睡眠潜時が午後に比べて短縮している。

4）連続体温記録

深部体温（直腸温）の最下降点は正常人に比べて遅れており、正常人では午前3～4時であるのに対し、DSPSでは午前5～午後0時である。しかし、睡眠相と深部体温リズムの位相関係についていえば、DSPSでは正常人に比べて体温リズムの位相が睡眠相に対して前進しており、最低体温出現時刻が睡眠相の中央から前半に位置することが多い（正常人では睡眠相の後半に位置している）。すなわち、正常人では最低体温出現時刻から覚醒（起床）時刻までの時間が短いのに対して、DSPS患者では延長している。

5. 診断基準

睡眠障害国際分類[14]による診断基準を表4に示す。

6. 鑑別診断

睡眠相の後退は正常人でも比較的よく認められるが、DSPS患者とは異なり、正常人では意志によって睡眠時間帯を元の状態に戻すことができる。例えば、翌朝に用事がある場合には早起きすることができる。

心因性あるいはストレス性の不登校、対人恐怖などの神経症性障害、回避性人格障害などの適応障害の場合にも、二次的に睡眠相の後退が認められることがある。しかし、差し迫った状況、あるいは逆に自由に睡眠をとることができるような状況で睡眠相が前進するようなことがあれば、DSPSではない。

DSPSに抑うつ状態を伴っている場合には、うつ病との鑑別が必要である。うつ病では、早朝覚醒がみられることや、抑うつ気分および意欲の低下に日内変動が認められることからDSPSと鑑別できる。また、うつ病の睡眠ポリグラフィ所見では徐波睡眠の減少などが認められるが、DSPSでは後退した睡眠時間帯においては睡眠構造は正常である。なお、DSPSにうつ病の合併や既往が多いという報告もある。

精神病、特に寡症状性の統合失調症（精神分裂病）においても睡眠相の後退を認めることがある。しかし、統合失調症では入眠後も中途覚醒が多いことや、睡眠相の後退は通常一過性であることがDSPSとの相違である。

サーカディアンリズム睡眠障害のなかでは、非24時間睡眠覚醒障害との鑑別が問題になる（後述）。

7. 治療

1）非薬物療法

a）精神療法

DSPS患者に対しては、睡眠障害のみならず、周囲から"怠け者"としてみられることの多い患者の心理特性を理解したうえで治療にあたる必要がある。なお、DSPS患者に対する精神療法的アプローチとしては、病態の生物学的背景の説明を十分に行い、症状が甘えや怠惰から生じたものではないことを説明し、自責感を軽減させることが望ましい[15]。家族はもちろん職場や学校など、患者の日常生活に関係する人々に対しても、医師がDSPSの病態を直接説明すべきであり、このことが患者の精神的安定につながる。

b）時間療法

DSPS患者にとって睡眠相を前進させることはきわめて困難であるが、後退させることは比較的容易である。そこで、毎日2～4時間ずつ入眠時

表4　睡眠相後退症候群の診断基準　（文献14より）

A. 望ましい時間に入眠できない、あるいは望ましい起床時刻にひとりでに目が覚めないという訴え、または過度の眠気の訴え。
B. 望ましい睡眠の時間帯に比べて、患者の主要な睡眠エピソードの位相が後退している。
C. 症状は少なくとも1ヵ月は続く。
D. 規則正しい生活を要求されないとき（例：休暇）には以下の状態になる。
　1. 健康的で正常な質と持続をもった睡眠が習慣的にとれる。
　2. ひとりでに目覚める。
　3. 位相は後退しているが安定した24時間周期の睡眠覚醒リズムが持続する。
E. 毎日の睡眠表により習慣的な睡眠の位相後退が少なくとも2週間持続していることが明らかである。
F. 習慣的睡眠の位相が後退していることが次の検査結果から明らかである。
　1. 24時間睡眠ポリグラフ記録（または2夜連続して睡眠ポリグラフィを行い、その間にMSLTを行う）。
　2. 体温の連続記録で絶対的な最低体温の出現が普段の（後退した）睡眠期の後半にずれている。
G. 入眠困難や過度の眠気を引き起こす、いかなる他の睡眠障害の診断基準にも当てはまらない。

注：もし睡眠障害が社会的あるいは環境的な原因によると考えられる場合には睡眠相後退症候群—外在因
　　型と、もし異常なペースメーカーやその同調機構の異常による証拠があれば睡眠相後退症候群—内在
　　因型と記載しコードせよ。

最小限基準：A＋B＋C＋D＋E

重症度基準
　軽　度：少なくとも1ヵ月の間、通常の望ましい睡眠時間帯の平均2時間以内に寝つくことができない。
　　　　　社会的あるいは職業上の機能にほとんど影響がないか、あってもわずかである。
　中等度：少なくとも1ヵ月の間、通常の望ましい睡眠時間帯の平均3時間以内に寝つくことができない。
　　　　　社会的あるいは職業上の機能の障害が中等度に認められる。
　重　度：少なくとも1ヵ月の間、通常の望ましい睡眠時間帯の平均4時間以内に寝つくことができない。
　　　　　社会的あるいは職業上の機能の障害が高度に認められる。

持続基準
　急　性：3ヵ月以下の持続
　亜急性：3ヵ月より長く1年より短い持続
　慢　性：1年以上の持続

刻を遅らせていき、ほぼ1週間かけて睡眠相が望ましい時間帯（例えば午後9〜11時ごろ）に至ったところで、その睡眠相を維持していくという時間療法が用いられる[8]。しかし、睡眠相が再び後退することも多いため、その他の治療法を併用することが多い。

c）高照度光療法

生体リズムの同調因子として最も重要なのは光である。ヒトにおいても、高照度光（2,500ルクス以上）の照射時刻によって位相反応の方向と変化量が異なることが知られている[16]（図6）。すなわち、位相前進反応時間帯である朝（望ましい起床時刻）に患者を覚醒させ、高照度光に1〜2時間曝露する方法が用いられる[17]。

2）薬物療法

a）ビタミンB₁₂

ビタミンB_{12}の作用機序については十分に解明されていないが、①光メラトニン抑制反応に対する作用、②サーカディアンリズムに対する作用、③睡眠・覚醒に対する作用、④徐波睡眠の増加作用、などが考えられている[18〜21]。日本における多施設共同研究によれば、DSPSの27.1％に中等度以上の効果がみられている。ただし、DSPSに対してビタミンB_{12}単独投与が睡眠相の前進に有効であった症例はきわめて少ない[22]。

b）メラトニン

ヒトにおいて、メラトニンに対する位相反応が存在し、夕方から夜間にかけての本剤投与は生体

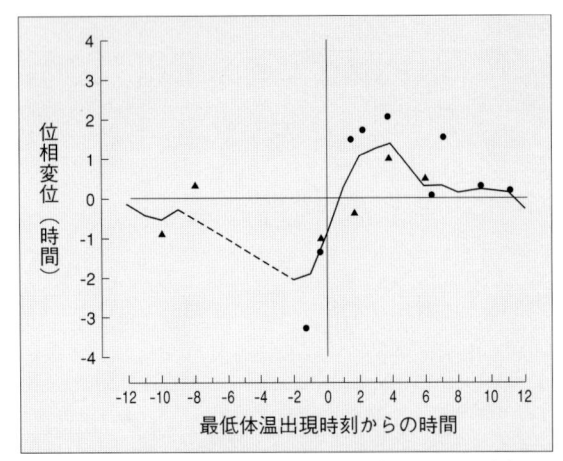

図6 光に対する位相反応曲線（文献16より改変）
横軸は最低体温出現時刻（＝0）からの時間を示す。縦軸は位相変位時間を示し、＋は位相前進、－は位相後退を示す。

図7 メラトニンによる生体リズムの位相変化モデル
（文献24より改変）
□は睡眠相、■は内因性メラトニン分泌相、▲は外因性メラトニン投与時刻を表す。

リズムの位相を前進させることが明らかにされた[23,24]（図7）。そこで、メラトニンがDSPSに対しても用いられるようになった[25,26]。通常はメラトニン1〜3mgを望ましい入眠時刻の1〜2時間前、あるいは前夜入眠した時刻の4時間前に投与する方法が用いられている。現在メラトニンは国内では発売されていないが、海外旅行の際に購入したり、インターネットによる個人輸入が可能である。しかし、最近は急性中毒の報告もあり[27]、服用に際しては十分な注意が必要である。

c）睡眠薬（ベンゾジアゼピン受容体作動薬）
サーカディアンリズム睡眠障害に対しては、一般にベンゾジアゼピン系睡眠薬では十分な効果が得られないことが多い。しかしトリアゾラムを、希望する入眠時刻の3〜4時間前に投与することによって、睡眠相および体温の最下降点が前進し、治療上有効な場合がある[26]。また、シクロピロロン系の超短時間作用型睡眠薬であるゾピクロンが有効な場合もある[27]。

d）選択的セロトニン再取り込み阻害薬（SSRI）
日本において、パロキセチンがDSPSに有効であった症例が報告されている[28]。選択的5HT$_{1A}$受容体アゴニストがハムスターにおいてサーカディアンリズムの光同調を強化すること[29]や、フルボキサミンが健常者の夜間血中メラトニン濃度を増加させること[30]から、SSRIがセロトニンを介して視交叉上核における光感受性に影響を与えている可能性が考えられる。

8．症例提示（図8、9）

15歳、男児（中学3年生）。小学6年生（12歳）までは午後10〜11時に入眠し、午前7時に起床していた。中学1年生（13歳）のとき、かぜで学校を数日休んだ後から朝の起床が困難になった。また、入眠時刻は午前1〜2時、起床時刻は午前11時〜午後1時になり、睡眠相が後退したため、学校に通うことができなくなった。家業は農業で、日中は両親や祖母も家にいなかったため、家族が患者の睡眠覚醒リズムの異常に気づかず、登校を促すこともほとんど行われなかった。このため、患者は好きなときに一人で食事をしたり、自室で読書やゲームをして過ごしていた。患者は中学校を卒業することはできたが、高校には定期的な通学ができるようになりたいと希望して、当科を受診した。

入院後の入眠時刻は午前0〜1時、起床時刻は

図8 入院後の睡眠覚醒リズム（ダブルプロット法）

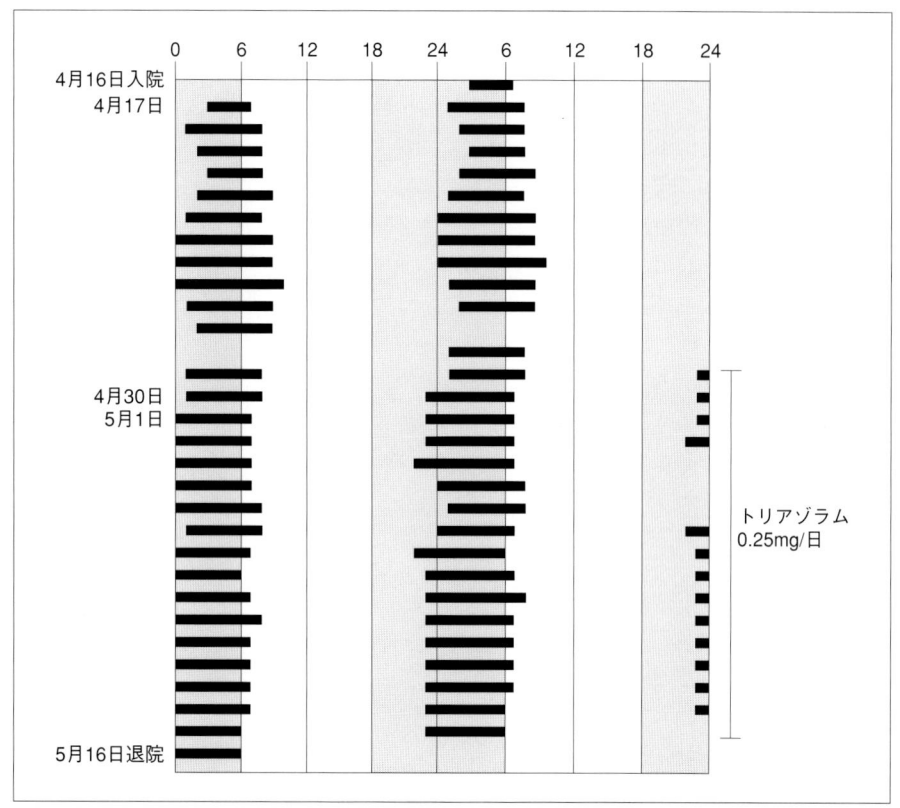

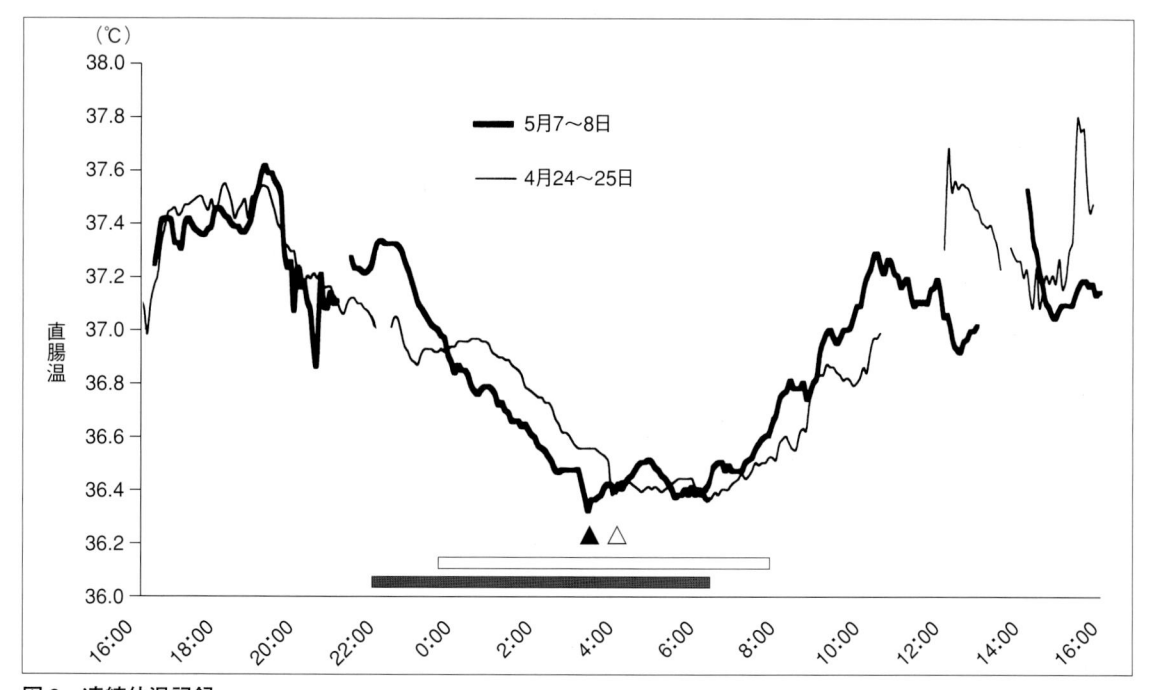

図9 連続体温記録
細線はトリアゾラム投与前、太線はトリアゾラム投与後の直腸温を示す。△および▲は、トリアゾラム投与前後の最低体温出現時刻を示す。□および■は、トリアゾラム投与前後の睡眠相を示す。

午前8～9時であり、入院前に比較して睡眠相がやや前進した。この理由として、食事時間や消灯時刻などの病棟スケジュールやスタッフとの接触が同調因子として作用したためと考えられた。睡眠ポリグラムでは睡眠構造はほぼ正常であったが、連続体温（直腸温）記録では最低体温出現時刻が午前4時と睡眠相の中央からやや前半に位置していた。そこで、トリアゾラム（0.25mg/日）を午後7時に投与したところ、入眠時刻が午後10～11時、起床時刻は午前6～7時になり、睡眠相はさらに前進した。連続体温記録の最低体温出現時刻も午前3時に前進し、睡眠相の後半に位置するようになった。

文献

1) Pelayo RP, Thorpy MJ, Glovinsky P: Prevalence of delayed sleep phase syndrome among adolescence. Sleep Research 17:391, 1988.
2) Schrader H, Bovin G, Sand T: The prevalence of delayed and advanced sleep phase syndrome. J Sleep Research 2:51-55, 1993.
3) 粥川裕平ほか：睡眠・覚醒リズム障害の疫学とその対策．平成7年度厚生省精神神経疾患研究委託費「睡眠障害の診断・治療および疫学に関する研究（主任研究者：大川匡子）」研究報告書, pp131-135, 1995.
4) 高橋清久, 森田伸行, 三島和夫ほか：我が国における睡眠覚醒リズム障害の多施設共同研究, 第1報, 人口統計的研究．精神医学 35(6):605-614, 1993.
5) Fink R, Ancoli-Israel S: Pedigree of one family with delayed sleep phase syndrome. Sleep Res 26:713, 1997.
6) Ebisawa T, Uchiyama M, Kajimura N, et al.: Association of sstructural polymorphisms in the human *period3* gene with delayed sleep phase syndrome. EMBO Rep 2:342-346, 2001.
7) Iwase T, Kajimura N, Uchiyama M, et al.: Mutation screening of the human Clock gene in circadian rhythm sleep disorders. Psychiat Res 109:121-128, 2002.
8) Czeisler CA, Richarson GS, Coleman RM, et al.: Chronotherapy: Resetting the circadian clocks of patients with delayed sleep phase insomnia. Sleep 4:1-21, 1981.
9) Ozaki S, Uchiyama M, Shirakawa S, et al.: Prolonged interval from temperature nadir to sleep offset in patients with delayed sleep phase syndrome. Sleep 19:36-40, 1996.
10) Regestein QR, Monk TH: Delayed Sleep Phase Syndrome: A review of Its Clinical Aspects. Am J Psychiatry 152:602-608, 1995.
11) 尾崎茂, 内山真, 白川修一郎ほか：睡眠相後退症候群における睡眠徐波の出現特性, 臨床脳波 37:849-851
12) 内山真, 大川匡子, 渋井佳代ほか：概日リズム睡眠障害の病態．脳と精神の医学 9:93-102, 1998.
13) 日本睡眠学会診断分類委員会訳：睡眠障害国際分類診断とコードの手引き．pp.78-81. 笹氣出版, 仙台, 1994.
14) 白山昌子, 飯田英晴, 白山幸彦ほか：睡眠相後退症候群患者の心理特性について．精神医学 38(3):281-286, 1996.
15) 松本三樹, 太田充子, 鎌田隼輔ほか：Triazolamと Vitamin B_{12} の併用が奏効した睡眠相後退症候群の青年期女性例．精神科治療学 7(9):1017-1023, 1992.
16) Minors DS, Waterhouse JM, Wirz-Justice A: A human phase-response curve to light. Neurosci Lett 133:36-40,1991.
17) Rosenthal NE, Joseph-Vanderpool JR, Levendosky AA, et al.: Phase-shifting effects of bright morning light as treatment for delayed sleep phase syndrome. Sleep 13:354-361,1990.
18) 本間研一, 本間さと, 香坂雅子ほか：生体リズムに対するメチルコバラミン（ビタミン B_{12}）の効果：メラトニンリズムおよびメラトニン光抑制反応による検討．脳と精神の医学 2:741-746, 1991.
19) Honma K, Kohsaka M, Fukuda N, et al.: Effects of vitamin B_{12} on plasma melatonin rhythm in humans: increased light sensivity phase-advances the circadian clock? Experientia 48:716-720, 1992.
20) Kohsaka M, Honma K, Morita N, et al.: Effects of vitamin B_{12} on plasma melatonin rhythm and sleep structure in Humans. In:(ed.), Hiroshige T, Honma K. Evolution of circadian clock. Hokkaido University Press, Sapporo, pp. 411-421, 1994.
21) Hashimoto S, Kohsaka M, Morita N, et al.: Vitamin B_{12} enhances the phase-response of circadian melatonin rhythm to a single bright light exposure in humans. Neurosci Lett 220:129-132, 1996.
22) 内山真, 大川匡子：ビタミン B_{12} による概日リズム睡眠障害の治療．脳の科学 20:867-874, 1998.
23) Levy AJ, Ahmed S, Jackson JML, et al.: Melatonin shifts circadian rhythms according to a phase-response curve. Chronobiol Int 9:380-392, 1992.
24) 亀井雄一, 内山真：リズム障害の治療—高照度光療法からメラトニンまで—. 治療学 35(3):55-59, 2001.
25) Dahlitz M, Alvarez B, Vignau J, et al.: Delayed sleep phase syndrome response to melatonin. Lancet 337:1121-1124, 1991.

26) Okawa M, Uchiyama M, Ozaki S, et al.: Circadian rhythm sleep diorders in adolescents: Clinical trials of combined treatments based on chronobiology. Psychiatry Clin Neurosci 52:483-490, 1998.
27) 山寺博史: 急性中毒, メラトニン. 救急医学 25:242-243, 2001.
28) 松本三樹, 宮岸 勉, 毛利義臣ほか: 睡眠相遅延症候群の1症例: triazolamによる治療効果について. 精神医学 32:788-792, 1990.
29) Tamura Y, Tabata K, Ishimaru Y, et al.: Successful Zopiclone treatment of a patient with Circadian Sleep Disorder. XII WORLD CONGRESS OF PSYCHIATRY, ABSTRACTS Vol.2. pp.268, 2002.
30) 山根秀夫, 山田尚登, 大川匡子: 塩酸パロキセチンとビタミンB12の併用投与が奏効した睡眠相後退症候群の1例. 精神科治療学 17(1):83-87, 2002.
31) Morita T, Yoshinobu Y, Ikeda M, et al.: Potentiating action of MKC-242, a selective 5-HT1A receptor agonist, on the photic entrainment of the circadian activity rhythm in humsters. Brit J Pharmacol 125:1281-1287, 1998.
32) von Bahr, C, Ursing C, Yasui N, et al.: Fluvoxamine but not citalopram increases serum melatonin in healthy subjects-an indication that cytochrome P450 CYP1A2 and CYP2C19 hydroxylate melatonine. Eur J Clin Pharmacol 56:123-127, 2000.

（田村義之、千葉 茂）

睡眠相前進症候群

1. 概 念

睡眠相前進症候群 advanced sleep phase syndrome（ASPS）は、睡眠相後退症候群（DSPS）とは対照的に睡眠時間帯が通常よりも著しく前進しており、努力しても望ましい時刻に入眠できない障害である。すなわち、極端な早寝早起きの状態が認められるが、それを矯正できない。典型的なASPSでは夕方から眠気が生じ、午後9時前に入眠し（入眠時刻は午後6〜8時が多い）、また、午前5時前に覚醒してしまう（覚醒時刻は午前1〜3時が多い）。入眠および覚醒時刻は毎日ほぼ一定であり、睡眠相は前進していても、ほぼ正常な質と持続時間をもった24時間周期の睡眠相が認められる。しかし、無理に夜遅くまで起きていなければならない場合には、翌日の日中に過度の眠気を生じる。ASPSでは通常の社会生活においては支障はそれほどないが、夜間の活動が制限される点がしばしば問題となる。

2. 疫 学

ASPSの報告は少なく、ごくまれな障害と考えられている。これには、ASPSが臨床的に問題となることが少ないために医療機関を受診していないことが関係していると思われる。また、ASPSは比較的高齢者に多いと考えられており、中高年者の1％に認められるという報告がある[1]。

3. 病態生理

Jonesら[2]は、ASPSが常染色体優性遺伝形式で出現する3家系を報告しており、家族性ASPS患者の1例についてサーカディアンリズム周期（τ）を隔離実験室にて測定したところ、健常者と比較して有意に短縮していたことを報告している（家族性ASPSと健常者のτは、それぞれ23.3時間と24.2時間）。また、ASPSは比較的高齢者に多く、年齢とともにサーカディアンリズム周期が短縮するという報告もあり[3]、本症候群の病態として生物時計の内因性周期の短縮が考えられている。

一方、Tohら[4]は、ASPSの1家系を対象として遺伝子連鎖解析・多型解析を行い、時計遺伝子の一つであるPer2のS662G変異を見いだした。この変異は、PER2蛋白のカゼインキナーゼIε（CKIε）結合領域部位に存在し、CKIεによるPER2蛋白のリン酸化を低下させると考えられる。このことは、CKIε遺伝子のtau変異ハムスターでサーカディアンリズム周期が短縮していることと一致する。しかし、同じ家系に属するASPS患者のうち2人がこの変異を保有していないこと、他の家系におけるASPSの患者もこの変異を保有していなかったことから、ASPSの発症には複数の遺伝子が関与している可能性がある。

4. 検査所見

睡眠日誌、あるいはアクチグラフによる活動量の記録において、ほぼ恒常的な睡眠時間帯の前

表5 睡眠相前進症候群の診断基準 （文献5より）

A. 望ましい時間まで起きていることができない、あるいは望ましい覚醒時間まで眠り続けることができない。
B. 望ましい睡眠の時間帯に比べて、患者の主要な睡眠エピソードの位相が前進している。
C. 症状は少なくとも3ヵ月は続く。
D. 望ましい（遅い）就床時刻まで起きている必要がない場合患者は：
 1. 望ましい時間より睡眠開始の早い、健康的で正常な質と持続をもった睡眠が習慣的にとれる。
 2. 望ましい時間より早くひとりでに目覚める。
 3. 24時間の睡眠覚醒パターンへの安定した同調が維持される。
E. 習慣的睡眠の時間帯が前進していることが24～36時間のポリグラフ記録から明らかである。
F. 睡眠持続の困難や過度の眠気を引き起こすいかなる他の障害の診断基準にも当てはまらない。

注：もし睡眠障害が社会的あるいは環境的な原因によると考えられる場合には睡眠相前進症候群―外因型とし、もし異常なサーカディアンリズムペースメーカーまたはその同調機構の異常による証拠があれば睡眠相前進症候群―内因型と記載しコードせよ。

最小限基準：A＋C＋E
重症度基準
 軽　度：望ましい睡眠時間の平均2時間以内に習慣として眠りに入れない状態が2週間以上続く。
　　　　通常、軽度の不眠と軽い眠気過度を伴う。
 中等度：望ましい睡眠時間の平均3時間以内に習慣として眠りに入れない状態が2週間以上続く。
　　　　通常、中等度の不眠と中等度の眠気過度を伴う。
 重　度：望ましい睡眠時間の平均4時間以内に習慣として眠りに入れない状態が2週間以上続く。
　　　　通常、重度の不眠と重度の眠気過度を伴う。
持続基準
 急　性：6ヵ月以下の持続
 亜急性：6ヵ月より長く1年より短い持続
 慢　性：1年以上の持続

進が認められる。睡眠ポリグラフィ（PSG）における睡眠構造は、ほぼ正常である。

5．診断基準

睡眠障害国際分類[5]による診断基準を表5に示す。

6．鑑別診断

うつ病では早朝覚醒が認められることが多いため、ASPSとの鑑別が必要になるが、前者では抑うつ気分や意欲の低下がみられることから鑑別は容易である。また、うつ病では睡眠構造の変化、すなわちPSGにおける徐波睡眠の減少やREM潜時の短縮、中途覚醒の増加がしばしば認められる。

7．治　療
1）時間療法

DSPSの場合とは逆に、ASPSでは入眠時刻を毎日あるいは2日間で3時間ずつ前進させていく[6,7]。その後、睡眠相が望ましい時間帯に至ったところで入眠時刻を固定させる。

2）高照度光療法

位相反応曲線の後退相（位相後退反応部分）である夜に、高照度光に曝露させることによって、前進した睡眠相を後退させる治療法である。ただし、ASPSを対象とした報告は少ない。Lackら[8]は、早朝覚醒を示す患者に2,500ルクスの高照度光を2日連続で午後10～12時の間に照射したところ、覚醒時刻、体温リズム、およびメラトニンリズムが後退したことを報告している。また、位相前進反応部分にあたる早朝には、サングラスを使用するなど太陽光に曝露されることを避けることが望ましい。

3）薬物療法

太田ら[9]は、三環系抗うつ薬（イミプラミン）を用いて睡眠相の後退と身体症状（全身倦怠感、

嘔気・嘔吐）の改善が得られた症例を報告している。しかし、効果の確認された薬剤はない。

文 献

1) Ando K, Daniel FK, Sonia AI: Estimated prevalence of delayed and advanced sleep phase syndromes. Sleep Res 24: 509, 1995.
2) Jones CR, Campbell SS, Zone SE, et al.: Familial advanced sleep phase syndrome: A short-period circadian rhythm variant in humans. Nat Med 5:1062-1065, 1999.
3) Czeisler CA, Allan JS, Strogatz SH, et al.: Bright light resets the human circadian pacemaker independent of the timing of the sleep-wake cycle. Science 233:667-671, 1986.
4) Toh KL, Jones CR, He Y, et al.: An h*Per2* phosphorylation site mutation in familial andvansed sleep-phase syndrome. Science 291:1040-1043, 2001.
5) 日本睡眠学会診断分類委員会訳: 睡眠障害国際分類診断とコードの手引き. pp81-82. 笹氣出版, 仙台, 1994.
6) Moldofsky H, Musisi S, Phillipson EA: Treatment of a Case of Advanced Sleep Phase Syndrome by Phase Advance Chronotherapy. Sleep 9:61-65, 1986.
7) Billiard M, Vergé M, Aldaz C, et al.: A Case of advanced-sleep phase syndrome. Sleep Research 22:109, 1993.
8) Lack L, Wright H: The effect of evening bright light in delaying the circadian rhythms and lengthening the sleep of early morning awakening insomniacs. Sleep 16:436-443, 1993.
9) 太田龍朗: 睡眠相遅延症候群と持続型睡眠リズム障害. 菱川泰夫（編）精神科 MOOK21. pp.291-302, 金原出版, 東京, 1989.

〈田村義之、千葉　茂〉

非 24 時間睡眠覚醒障害

1. 概　念

ヒトは時間の手がかり（時間的指標）のまったくない環境すなわち時間的隔離環境では、24時間ではなく約25時間、あるいはそれ以上に延長した周期の睡眠覚醒リズム（フリーランリズム）を示す。非24時間睡眠覚醒障害 non-24-hour sleep-wake disorder（Non-24）とは、昼夜リズムの存在する通常の社会生活を送っているにもかかわらず、あたかも時間的隔離環境にいるかのように入眠時刻と覚醒時刻が毎日1～2時間ずつ遅れていく状態が慢性的に認められる障害である。Non-24は1971年に Eliott ら[1]が最初に報告し、続いて Miles ら[2]が盲目の男性例を報告している。

患者の睡眠時間帯が夜であれば社会生活において問題はないが、睡眠時間帯が昼であれば、日中無理に起きていようとしても強い眠気や集中力低下、倦怠感が出現し、学業や仕事などに支障が出てくる。このため、安定した社会生活を送ることができなくなり、結果的に登校や就労ができない状態を余儀なくされることもある。

2. 疫　学

これまでは、視覚障害（先天的または後天的盲）や精神遅滞、器質性脳障害、社会的接触に乏しい統合失調症（精神分裂病）、回避性人格障害、自閉症、不登校などに比較的多くみられると考えられてきたが、視覚障害や精神障害などの基礎疾患がない場合にも認められることが明らかにされている。発症時期は DSPS と同様に思春期・青年期に最も多く、夏休みなどの長期休暇や試験勉強などによって不規則な生活になることが発症の契機になりやすい。有病率は不明である。日本の多施設共同研究によれば、サーカディアンリズム睡眠障害患者の 15.2 % が Non-24 であったと報告されている[3]。性差については、男性に多いといわれている[4]。

3. 病態生理

Non-24 では、時間的指標が存在する外界に同調することができず、生物時計の約25時間（あるいはそれ以上）の周期に従って、睡眠覚醒リズムがフリーランリズムを示しているものと推測される。また、時間的隔離環境下と同様に同一個人においても経過中に異なった周期を示すことが多く、Non-24 から DSPS への移行や、その逆への移行がみられたり、睡眠相が夜間の時期にみられる場合にはリズム周期が短縮する傾向を認める。

Non-24の病態については以下の可能性が考えられる。

1）外界の同調因子が不十分である。

自閉的な生活のみられる不登校児や自閉症児、統合失調症（精神分裂病）患者などでは、光（明暗刺激）への曝露や社会的接触などの同調因子が不十分となるために、睡眠覚醒リズムがフリーランリズムを示す可能性が考えられる。Weberら[5]は、睡眠覚醒リズムが平均25.6時間のNon-24の学生の症例について、屋外活動に参加したときにのみ一過性に24時間周期に同調したことを報告しており、同調因子の強化はNon-24の治療において有効であると考えられる。

2）外界の同調因子を取り込む感覚器に機能的障害がある

Non-24は視覚障害を有する者に多いといわれてきた。このことから、光刺激を同調因子として取り込めないことがNon-24の発症に関係している可能性もある。McArthurら[6]は、25時間周期で生活する視覚障害のないコンピュータプログラマーについて生理学的検討を行い、健常者で認められる100ルクスの光照射によってメラトニン分泌が抑制されず、2,500ルクスにまで照度を上昇させて初めてメラトニン分泌が抑制されたことを報告している。この報告は、視覚障害のない者においてもNon-24は認められること、および、光感受性の低下が発現機序の一因になりうることを示唆している。また、Czeislerら[7]は、ヒトにおいて、視覚経路とは別に明暗周期を生物時計に伝える経路（網膜-視交叉上核-松果体経路）が存在することを証明している。

3）生物時計の同調機構に障害がある

DSPSとNon-24が同一個人において時期を違えて出現することがある。すなわち、両者の間には臨床的に共通する病態生理が存在する可能性がある。Non-24では、DSPSと同様に最低体温出現時刻から起床までの時間が延長している[8]。このため、位相前進反応部分が睡眠に覆われるので、患者は光を浴びることができず、いったん後退した睡眠相を前進させることが不可能になる。またNon-24では、DSPSよりもさらに入眠から最低体温出現時刻までの時間が短縮している。したがって、位相後退反応部分が光に曝露されやすくなるため、睡眠相の後退と周期の延長がより増強して現れる可能性がある。また、フリーラン周期は男性のほうが女性に比べて長い傾向があり[9]、Non-24の性差と関係しているかもしれない。

4）遺伝要因が存在する

最近Ebisawaら[10,11]は、メラトニン1a受容体遺伝子の多型解析を行い、R54W多型がNon-24の患者に多く認められることを報告し、この多型が発症の危険因子である可能性を示唆している。すなわち、メラトニン受容体の機能変化が、メラトニンに対するサーカディアンリズムの位相反応を変化させている可能性がある。

4．検査所見

1）睡眠日誌、あるいはアクチグラフによる活動量の記録

睡眠時間帯が毎日1～2時間ずつ後退していく特徴的な所見を認める。

2）連続体温記録

深部体温リズムは次第に後退していくことが多いが、その周期は変動しやすく、延長している。

また、体温リズムの振幅は低下していることが多い。治療によって体温リズムが外界に同調すると、そのリズムはほぼ24時間周期になり、振幅も増大する。

3）睡眠ポリグラフィ（PSG）

睡眠構造には、異常が認められないことが多い。

5．診断基準

睡眠障害国際分類[12]による診断基準を表6に示す。

6．鑑別診断

Non-24の経過中に、一過性にDSPSに移行することがある。また、Non-24の睡眠時間帯が日中になっている時期には、通常の生活スケジュールに合わせようとして日中に無理に起きていたり、あ

表6 非24時間睡眠覚醒障害の診断基準 （文献12より）

A. 睡眠開始の困難あるいは覚醒困難の訴えが本来的であること。
B. 24時間に同調した睡眠覚醒パターンを維持することができずに、睡眠開始と終了時刻が段々と遅れていく。
C. 睡眠のパターンが少なくとも6週間は続く。
D. 進行的に連続して睡眠の位相が後退していることが、次の検査から明らかである。
　1. 一定の24時間の就床および起床時刻のスケジュールを保って睡眠ポリグラフ記録を数日間連続して行う。
　2. 体温の24時間連続記録を少なくとも5日間行い、最低体温の出現時刻が段々と後退する。
E. 睡眠開始の困難や過度の眠気を引き起こす、いかなる他の疾患の診断基準にも当てはまらない。

注：もし睡眠障害が社会的あるいは環境的な原因によると考えられる場合には非24時間睡眠覚醒障害—外在因型とし、もし異常なサーカディアンペースメーカーやその同調機構の異常による証拠があれば、非24時間睡眠覚醒障害—内在因型と記載しコードせよ。

最小限基準：A＋B＋C
重症度基準
　軽　度：上に定義された軽度の不眠や過度の眠気。通常社会的・職業的機能の軽度の障害を伴う。
　中等度：上に定義された中等度の不眠や過度の眠気。通常社会的・職業的機能の中等度の障害を伴う。
　重　度：上に定義された重度の不眠や過度の眠気。通常社会的・職業的機能の重度の障害を伴う。
持続基準
　急　性：持続が6ヵ月以下
　亜急性：持続が6ヵ月より長く1年より短い
　慢　性：持続が1年以上

るいは夜に睡眠薬を服用することによって、一見不規則型睡眠・覚醒パターンに見えることもあるので、診断上注意が必要である。睡眠欲求に従って自由に眠れるような状況下で、1ヵ月以上にわたって睡眠日誌やアクティグラフを用いて活動量を記録することによって、Non-24の診断が可能になる。

7. 治　療

1) 非薬物療法

a) 生活指導（同調因子の強化）

外界の同調因子が弱い場合には、まず生活習慣の見直しを図る必要がある。一定時刻に就床・起床すること、早朝に太陽光を多く浴びるようにすること、夜は部屋を明るくしすぎないこと、規則正しい食事や運動、日中の外出や活動など対人接触を増やすこと、などを指導する。在宅での生活指導に限界がある場合は、入院も必要になる。

b) 高照度光療法

Non-24では毎日睡眠相が後退していくため、睡眠相が夜の時期を狙って本療法を開始する。すなわち、朝の一定時刻（例：午前6時）に覚醒させて高照度光を照射する。睡眠覚醒リズムと深部体温リズムとの間に内的脱同調が生じていることもあるため、深部体温を同時記録しながら高照度光を照射するとよい。本療法は、ビタミンB_{12}の投与によって睡眠覚醒リズムが24時間に同調した後に、後退している睡眠相を前進させる目的で併用されることが多い。

2) 薬物療法

a) ビタミンB_{12}

Kamgar-Parsiら[13]は、甲状腺機能低下症に合併したNon-24に対して、偶然使用したビタミンB_{12}が有効であったことを報告した。その後、日本においてもNon-24の先天盲の女児に対する有効性が確認されている。

ビタミンB_{12}はDSPSよりもNon-24においてより有効であると報告されており、日本の多施設共同研究でも本症候群の66.7％に中等度以上の効果が得られている[14]。なお、ビタミンB_{12}の効果には用量依存性があり、治療有効血中濃度は2,000pg/ml以上になるように、基準値よりもさらに高濃度に保つ必要がある。ビタミンB_{12}は、体

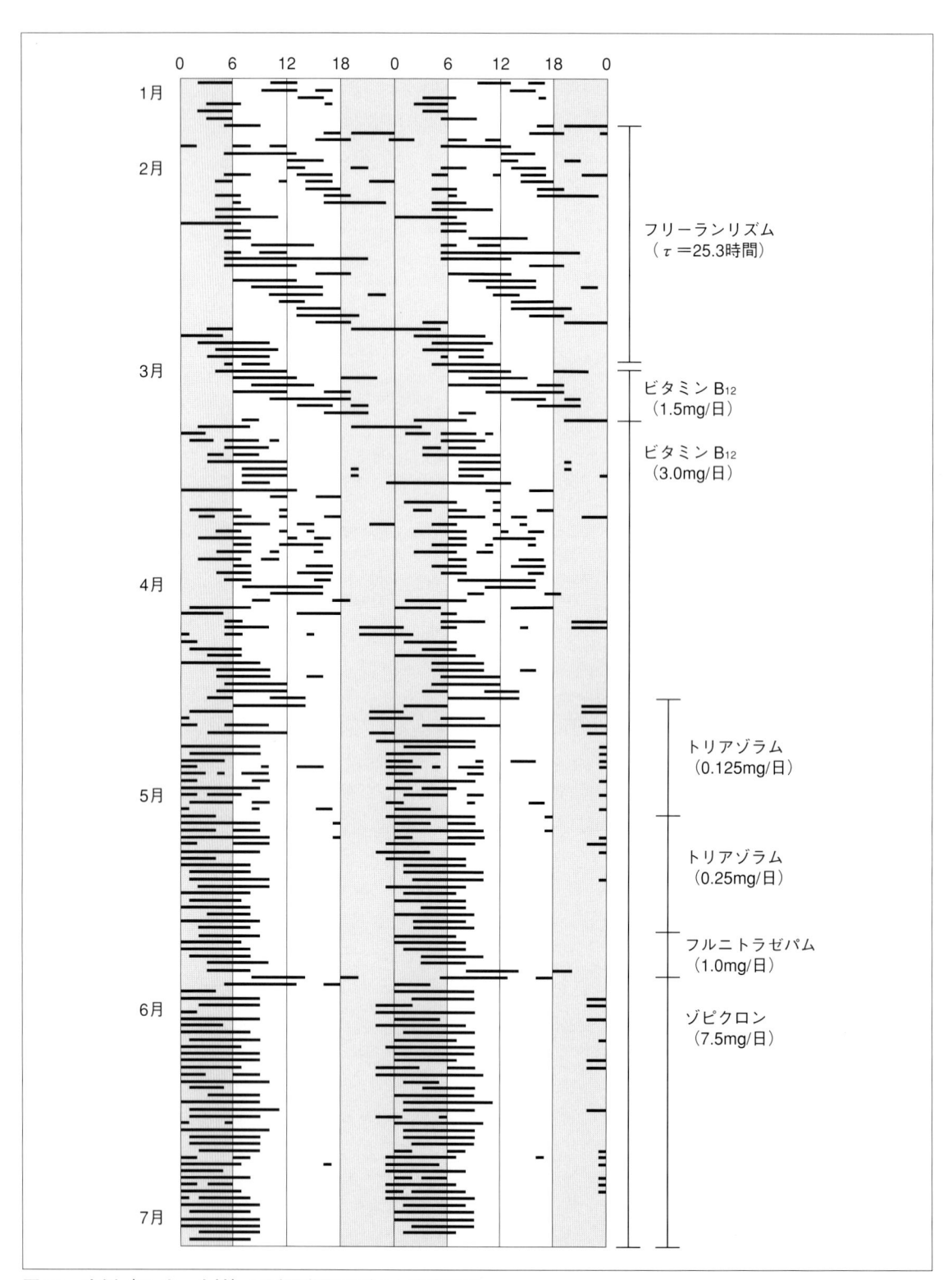

図10 症例（21歳、女性）の睡眠覚醒リズムと治療経過

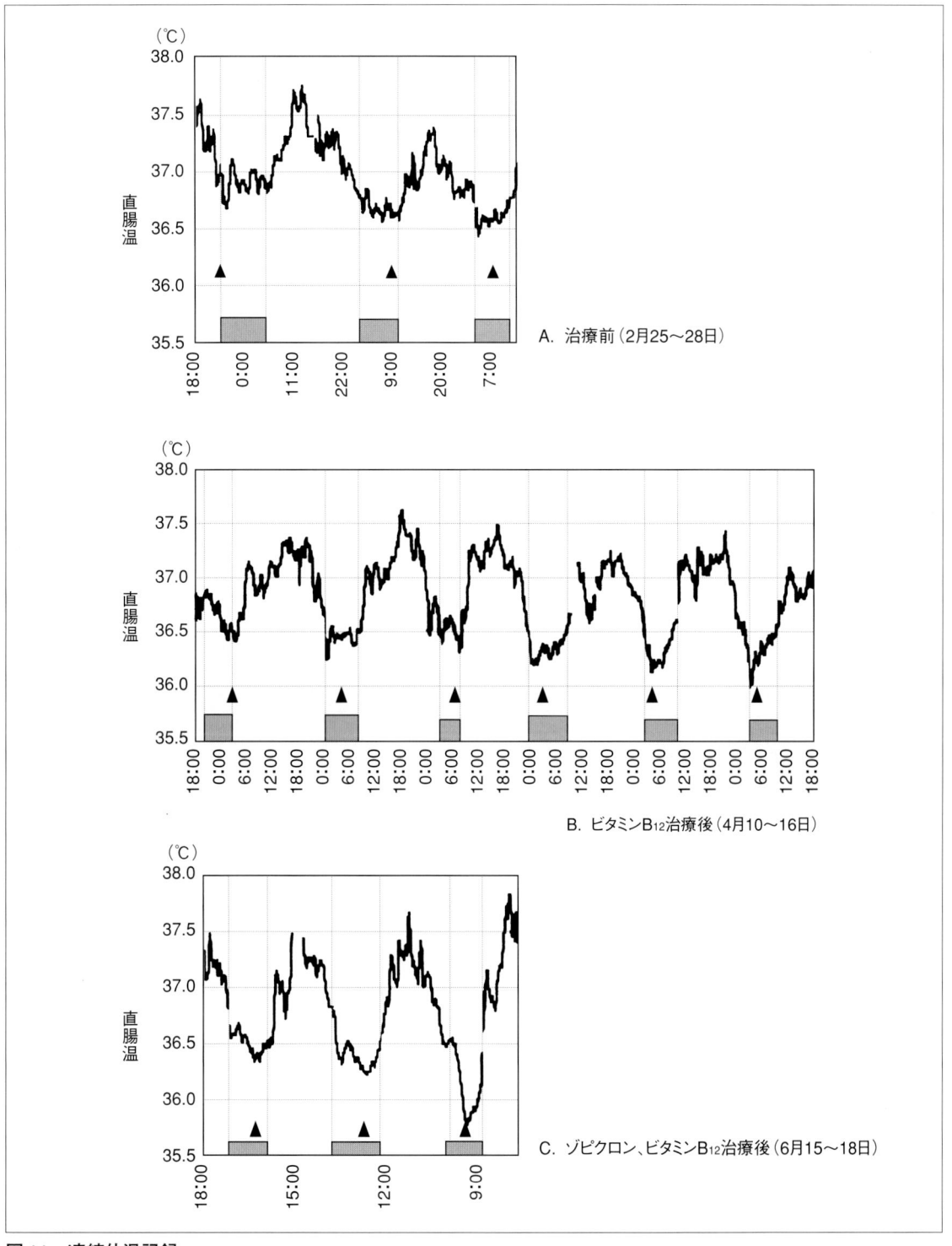

図11 連続体温記録
Aは治療前、BはビタミンB₁₂単独治療時、CはビタミンB₁₂とゾピクロン併用治療時の直腸温を示す。
▲は最低体温出現時刻、▭は睡眠相を示す。

内時計の光感受性を高めることによって、24時間周期への同調を促進すると考えられる。

b）メラトニン

睡眠相が夜にみられる時期にメラトニン投与を開始する。睡眠相の前進を引き起こすことが可能な夕方から夜（前夜に入眠した時刻の4時間前、あるいは望まれる入眠時刻の1～2時間前）に投与するとよい。ただし、半減期が30分～1時間と短いため、位相を前進させる時間帯に有効血中濃度を保てない可能性もあり、投与時刻については慎重に調整する必要がある。このため、少量を分割して投与する方法も提唱されている[15]。

8．症例提示（図10、11）

21歳、女性。小学生のころから宵っぱりで、朝は起床が困難であったという（午後10時に入眠し、午前7時30分に起床していた）。14歳時（中学3年生）、数日間徹夜したのを契機に入眠困難および起床困難が出現した。入眠時刻は午前5～6時であり、無理に起床して登校しても眠気が強く、教室や保健室で眠っていることが多かった。

当科1回目の入院時（14歳）にはDSPSと診断され、高照度光療法およびトリアゾラム投与により睡眠相は前進した。しかしその後、自ら治療を中断した後から睡眠相は再び後退し、高校および短大に進学したものの欠席がちで、講義中はほとんど眠っていた。短大卒業後はアルバイトをしながら生活していたが、日中の倦怠感、食欲低下、めまい、月経不順を訴え、21歳時に再び入院した。

この2回目の入院では、睡眠覚醒リズムは約25.3時間の周期でフリーランリズムを示しており、Non-24と診断された。ビタミンB_{12}（3mg/日）の投与により、入眠時刻は午前2～4時に、また起床時刻は午前10～12時になり、睡眠相が後退した状態になった。その後、トリアゾラム（～0.25mg/日）の追加投与により入眠時刻が午後11～12時に、また起床時刻は午前8～10時になり、睡眠相はさらに前進した。しかし浅眠がちになり、日中の集中力低下や前向健忘が出現した。トリアゾラムをフルニトラゼパム（1mg/日）に変更したが、入眠時刻は午前2時に後退した。そこで、フルニトラゼパムをゾピクロン（7.5mg/日）に変更したところ、入眠時刻は午前0時に前進し、熟眠感も得られるようになった。ビタミンB_{12}（3mg/日）とゾピクロン（7.5mg/日）の内服によって、日中の集中力低下や前向健忘、倦怠感、めまい、なども消失した。また、連続体温記録では、最低体温出現時刻が睡眠相の後半に安定して認められるようになり、振幅も増大傾向を認めた。

本症例は14歳時にDSPSで発症し、21歳時にNon-24に移行した。ビタミンB_{12}やトリアゾラム、フルニトラゼパム、ゾピクロンによる治療過程では、Non-24からDSPSを経て、通常の生活スケジュールに同調できるようになった。本症例では、ビタミンB_{12}とゾピクロンの投与がNon-24の治療に有効であった。

文　献

1) Eliott AL, Mills JN, Waterhouse JM: A man with too long a day. J Physiol 212:30-31, 1971.
2) Miles LE, Raynal DM, Wilson MA: Blind man living in normal society has circadian rhythm of 24.9 hours. Science 198:421-423, 1977.
3) 高橋清久, 森田伸行, 三島和夫ほか: 我が国における睡眠覚醒リズム障害の多施設共同研究, 第1報, 人口統計的研究. 精神医学 35(6):605-614, 1993.
4) 香坂雅子: 非24時間睡眠覚醒症候群. 日本臨床 56:140-145, 1998.
5) Weber AL, Cary MS, Connor N, et al.: Human non-24-hour sleep-wake cycle in an everyday environment. Sleep 2:347-354, 1980.
6) McArthur AJ, Lewy AJ, Sack RL: Non-24-hour sleep wake syndrome in a sighted man: circadian rhythm studies and efficacy of melatonin treatment. Sleep 19:544-553, 1996.
7) Czeisler CA, Shanahan TL, Klerman EB, et al.: Suppression of melatonin secretion in some blind patients by exposure to bright light. N Engl J Med 332:6-11, 1995.
8) Ozaki S, Uchiyama M, Shirakawa S, et al.: Prolonged interval from temperature nadir to sleep offset in patients with delayed sleep phase syndrome. Sleep 19:36-40, 1996.
9) Wever RA: Properties of human sleep-wake cycles: parameters of internally synchronized free-running rhythms. Sleep 7:27-51, 1984.
10) Ebisawa T, Kajimura N, Uchiyama M, et al.: Alleic

variants of human melatonin 1a receptor: function and prevalence in subjects with circadian rhythm sleep disorders. Biochem Biophys Res Commun 262:832-837, 1999.
11) Ebisawa T, Uchiyama M, Kajimura N, et al.: Genetic polymorphisms of human melatonin 1b receptor gene in circadian rhythm sleep disorders and controls. Neurosci Lett 280:29-32, 2000.
12) 日本睡眠学会診断分類委員会訳: 睡眠障害国際分類診断とコードの手引き. pp83-85. 笹氣出版, 仙台, 1994.
13) Kamgar-Parsi B, Wehr TA, Gillin JC: Successful treatment of human non-24-hour sleep-wake syndrome. Sleep 6:257-264, 1983.
14) 高橋清久, 森田伸行, 三島和夫ほか: 我が国における睡眠覚醒リズム障害の多施設共同研究—第2報: ビタミンB12および光療法の効果. 精神医学 36: 275-284, 1994.
15) Okawa M, Uchiyama M, Ozaki S, et al.: Melatonin treatment for circadian rhythm sleep disorders. Psychiatry Clin Neurosci 52:259-260, 1998.

(田村義之、千葉　茂)

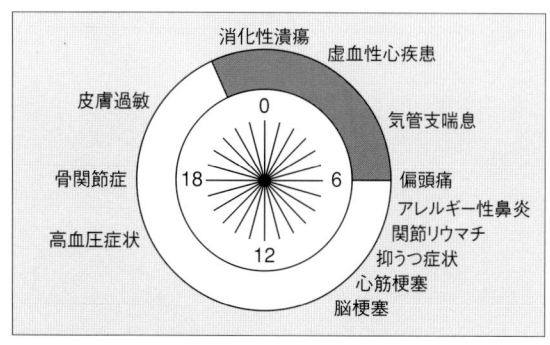

図12　種々の疾患の好発時間帯（文献1より）

気分障害とサーカディアンリズム

1. 気分障害の病態は生体リズムの異常か？

　多くの疾患の症状発現パターンにはサーカディアンリズムが存在することはよく知られている[1]。例えば高血圧症の患者では、1日のなかで血圧が最高値に達する夕方に高血圧症状を示しやすい。気管支喘息の患者では喘息発作は深夜に出現しやすく、消化性潰瘍の患者でも上腹部痛は胃酸分泌の増加がみられる夜間に出現しやすいといわれている。また、歯痛などは夜間から早朝にかけて認められやすい（図12）。
　精神疾患のなかでも、気分障害は症状の日内変動と病相の周期的変動が認められる。すなわち、うつ病では抑うつ気分と意欲の低下が朝方に強く夕方には軽減するという日内変動を認めることが多い。また、気分障害の発症に季節が関係していることは古くから知られており、うつ病相は春と秋に、躁病相は春から夏にかけて発症しやすいことが報告されている[2]。特にうつ病のある群では、毎年秋から冬にかけてうつ状態が出現し、春から夏にかけて軽快するか、または軽躁状態が出現する。このような一群は季節性感情障害あるいは冬期うつ病と呼ばれている。

2. 季節性感情障害
1) 概念

　1984年、Rosenthalら[3]は、米国においてマスメディアを通じて冬期（秋冬）にうつ状態を繰り返す患者を募集した。これらの症例では特徴的な症状がみられ、高照度光照射が有効であった。彼らは、このような疾患を季節性感情障害 seasonal affective disorder（SAD）と命名した。
　SADは女性に多く、抑うつ気分、意欲の低下などのうつ病にみられる症状のほかに、過眠や過食（炭水化物の過剰摂取、体重増加）といった非定型症状が認められるのが特徴的である。また、緯度が高くなるほど有病率も高くなり、SADの発症には冬期の日照時間の短縮が関係していると考えられている。このことは、SADでは光による生体リズムの同調が不十分であることを示唆している。

2) 診断基準
　診断基準を表7、8に示す。

3. 気分障害のサーカディアンリズム異常仮説
1) 位相前進仮説
　WehrとGoodwin[4]が提唱した仮説であり、睡眠覚醒リズムに対して体温リズム、メラトニンリズム、コルチゾールリズム、REM睡眠の位相が前進

表7 Rosenthalらの季節性感情障害の診断基準
（文献3より）

1. 研究用診断基準 Research Diagnostic Criteria（RDC）の基準を満たす大うつ病が少なくとも一度はみられる。
2. 秋から冬にかけて大うつ病が発症し、春夏には完全に寛解することが少なくとも2年連続してみられる。
3. 他の精神障害によらない。
4. 感情障害の発症に心理社会的要因が認められない。

表8 DSM-IVの気分障害：季節型の基準（文献4より）

1. 大うつ病エピソード（単極性あるいは双極性）の発症と1年のうち特定の時期との間に規則的な時間的関係があった（例：秋か冬における大うつ病エピソードの規則的な発症）。（ただし、季節に関連した心理社会的ストレスによって明らかに影響を受けた場合は除く）
2. 完全寛解（あるいは躁状態または軽躁状態への変化）も1年のうち特定の時期に起こること（例：抑うつは春に消失する）。
3. 最近2年間に上に定義される季節的関係を示す大うつ病エピソードが2回以上起こっており、同じ期間内に非季節性大うつ病エピソードは起きていない。
4. 季節性大うつ病エピソードは、その人の生涯に生じたことのある非季節性大うつ病エピソードの数を十分上回っている。

しており、これらのリズム間での内的脱同調がうつ病を引き起こすというものである。気分障害（うつ病）でみられる睡眠障害としては、①中途覚醒の増加、②徐波睡眠の減少、③REM潜時の短縮が報告されている。REM睡眠の位相が前進していることは、睡眠ポリグラムにおいてREM潜時が短縮していることから推定できる。ただし実際には、体温やホルモンリズムの位相が前進していないうつ病や、逆に後退しているうつ病もみられる。

2）振幅低下仮説

Averyら[5]は、うつ病患者群では対照群に比較して夜間睡眠中の体温が高く、体温リズムの振幅が有意に低下していることを報告した。その他、うつ病患者においてはメラトニンリズム、コルチゾールリズムなどの振幅低下も報告されている。しかし、これらのリズムの振幅低下と抑うつ気分との関連性は不明である。

3）位相変位仮説（位相後退仮説）

Lewyら[6]は、SADの病態として睡眠覚醒リズムに対して体温やメラトニンリズムなどの位相が後退しており、早朝の高照度光照射がこの後退している位相を前進させることによって治療効果が得られると考えた。しかし、位相の後退がSADのすべての症例にみられるわけではない。

4．気分障害に対する時間生物学的治療
1）断眠療法

断眠療法には、一晩中起こしておく全断眠療法と、一夜の半分を断眠する部分断眠療法がある。全断眠療法は、患者の身体的負担が大きく、繰り返し行うことができないために抗うつ効果が持続しないという欠点があり、主に部分断眠療法が施行されている。特に、夜間の前半よりも後半の部分断眠が有効であることが報告されている[7]。すなわち、患者を午後10時に入眠させ、午前2時に覚醒させるという方法が行われる。

断眠療法の有効性は、うつ病の位相前進仮説で説明できる。すなわち、断眠によって翌日の睡眠位相を前進させるため、うつ病でみられる内的脱同調が改善され、抗うつ効果が現れると考えられている[8]。その他、夜間後半の部分断眠は主にREM睡眠の遮断と関係している可能性も示唆されている。

2）時間療法

時間療法は、睡眠相を前進させることで内的脱同調を改善するものである。Wehrら[4]は、入眠時刻および起床時刻をそれぞれ6時間前進させることにより、4例のうつ病患者に抗うつ効果が得られたことを報告している。

3）高照度光療法

SADに対する治療として有効性が認められている。一般には、2,500～3,000ルクスの人工照明を1日2時間、早朝に照射する。数日で効果が得ら

れることが多いが、中止によって再燃しやすいため1週間以上は続けることが望ましい。日本の多施設共同研究では[9]、SADの約60％の症例に有効であった。照射時刻について、Termanら[10]は、朝の照射では対象の53％、夕の照射では38％、昼の照射では32％の寛解をもたらすことを報告し、朝の照射が有効であることを指摘している。ただし、朝と夕の照射の有効性には有意な差がないという報告もある[11]。

文献

1) 大戸茂弘: 時計遺伝子と時間薬理学. 分子精神医学 1:475-484, 2001.
2) Eastwood MR, Stiasny S: Psychiatric disorder, hospital admission, and season. Arc Gen Psychiatry 35:769, 1978.
3) Rosenthal NE, Sack DA, Gillin JC, et al.: Seasonal affective disorder: a description of the syndrome and preliminary findings with light therapy. Arch Gen Psychiatry 41:72-80, 1984.
4) 高橋三郎, 大野 裕, 染野俊幸訳: DSM-IV精神疾患の分類と診断の手引. 医学書院, 東京, 1995.
5) Wehr TA, Goodwin FK: Biological rhythms in manic-depressive illness. In Circadian rhythms in psychiatry. Wehr TA, Goodwin FK(eds.), Boxwood Press, Pacific Grove, pp.129-184, 1983.
6) Avery DH, Widschiodtz G, Rafaelsen OJ: Nocturnal temperature in affective disorder. J Affect Disord 4:61, 1982.
7) Lewy AL, Sack RL, Singer CM, et al.: The Phase shift hypothesis for bright light's therapeutic mechanism of action; Theoretical considerations and experimental evidence. Psychopharmacol Bull 23:349-353, 1987.
8) Leibenluft E, Wehr TA: Is sleep deprivation useful in the treatment of depression? Am J Psychiatry 149:159-168, 1992.
9) Borbely AA: The two-process model of sleep regulatiom: implication for sleep in depression. In Biological rhythms and mental disorders. Kupfor DJ, Monk TH, Barchas LD(eds.), The Gilford Press, New York, pp.55-81, 1988.
10) 高橋清久, 坂元 薫: 季節性感情障害の多施設共同研究報告—長期経過の検討. 厚生省精神・神経疾患委託費, 感情障害の臨床像・長期経過および予後に関する研究, 平成5年度研究報告書, pp.5-11, 1994.
11) Terman M, Terman JS, Quitkin FM, et al.: Light therapy for seasonal affective disorder: a review of efficacy. Neuropsychopharmacology 2:1-22, 1989.
12) Wirz-Justice A, Graw P, Krauchi K, et al.: Light therapy in seasonal affective disorder is independent of time of day or circadian phase. Arch Gen Psychiatry 50:929-937, 1993.

（田村義之、千葉 茂）

せん妄とサーカディアンリズム睡眠障害

20世紀前半において意識障害は、意識混濁（意識の単純な清明度の障害）、意識変容（複雑な意識障害）、および意識狭窄（意識野の広がりの障害）に大別され、せん妄は意識変容の一型とみなされていた。しかしLipowski[1]の研究を契機に、せん妄は「全般的な認知機能が一過性に障害される意識障害」を意味する広い概念として用いられるようになった。せん妄は、総合病院に入院した症例の約20％に生じることが報告されており[1]、臨床医がよく遭遇する精神症状である。しかし、その病態生理には不明な点が多く、また、合理的治療法もいまだに確立されていない。せん妄はQOLを著しく低下させるとともに、自傷や暴力行為、事故につながる危険性がある。したがって、せん妄の早期診断が今後ますます重要になる。せん妄の早期診断を行ううえで、サーカディアンリズム睡眠障害は特に注意すべき症状である[2]。

1. せん妄の診断基準および評価尺度

ICD-10-DCR[3]を参考にして、せん妄の臨床的特徴を表9に示す。

せん妄の原因として、脳疾患（痴呆も含む）や身体疾患などが確認できることが多いが、アルコールやその他の精神作用物質によるせん妄もある。なお、せん妄は、精神運動活動の減少や覚醒水準の低下がみられる「活動減少型」、精神運動活動の亢進や精神病的な異常体験がみられる「活動過剰型」、および、これら2型が交互に現れる「混合型」に分類されている[1]。

せん妄を診断するためには、精神・行動面の経時的変化に注意しなければならない。診察時にせ

表9　せん妄の臨床的特徴
（ICD-10-DCR[3]に基づいて一部改変）

1. 意識混濁を伴う（周囲に対する認識が障害され、注意を集中・持続・転導させる能力が低下する）
2. 認知障害を伴う（遠隔記憶は比較的保たれるが、即時記憶および近時記憶が障害されるとともに、時間や場所の見当識や、人物の認知が障害される）
3. 精神運動障害を伴う（寡動から多動への急な変化、反応時間の延長、会話の増加や減少、あるいは驚愕反応の増強がみられる）
4. 睡眠障害や睡眠覚醒周期の障害を伴う（不眠や日中の眠気、昼夜逆転、夜間せん妄、悪夢がみられる）
5. 急激に発症し、症状の日内変動を示す。

注意：典型的なせん妄では、抑うつ・不安・恐怖・易刺激性・多幸・無欲性・困惑などの情緒障害や、知覚障害（錯覚あるいは幻覚で、視覚性が多い）、および一過性の妄想が認められる。しかし、これらの症状はせん妄の診断に特異的な症状ではない。

表10　せん妄の神経化学的要因

1. アセチルコリン系の機能低下[7,10,13]
   例：抗コリン薬によるもの。この場合、皮膚は乾いて温かい。
2. ノルアドレナリン系の機能亢進[11,12]
   例：アルコール離脱症状。この場合、皮膚には発汗がみられる。また、アルコール離脱時の髄液中ノルアドレナリンおよび主要代謝産物の濃度は増加している。
3. ドパミン系の機能亢進[14]
4. 5-HT系の機能亢進[15]または機能低下[16]
5. GABA系の機能亢進[16]または機能低下[16,17]
6. ヒスタミン系の機能低下
   例：5-HT₂拮抗薬シメチジンによる「シメチジンせん妄」[6]
7. グルタミン酸神経伝達の亢進[18]
   例：視床におけるグルタミン酸神経伝達の増強による大脳皮質覚醒レベルの低下
8. グルタミン酸神経伝達の低下[19]
   例：NMDA受容体遮断薬フェンシクリジンによる「フェンシクリジン中毒せん妄」

ん妄が認められない場合でも、数日前からすでにせん妄が夜間などに出現していることもある。夜間の不眠や日中の傾眠（睡眠覚醒リズム障害）、夜間の徘徊、一過性の物忘れや理解できない言動などは、せん妄の初期症状である可能性がある。これらの症状に気づくことによって、せん妄の早期診断・早期治療が可能になる。特に、睡眠覚醒リズム障害は、せん妄の始まりを示す重要なサインである。したがって医師は、日常生活をよく知っている家族や看護スタッフから詳しい情報を集めるよう努力しなければならない。せん妄の診断や評価には、治療スタッフや家族が記入する睡眠日誌や日本語版せん妄評価尺度98年改訂版（Delirium Rating Scale-Revised-98）[5]も役に立つ。

2. せん妄の病因

せん妄の病因は多因子であるが、器質的因子（誘発因子）（種々の脳・身体疾患、薬物など）、促進因子（精神的ストレス、不安、不眠、睡眠覚醒リズム障害、感覚遮断など）、および準備因子（高齢、痴呆など）に大別される[6]。治療としては、直接の原因である器質的因子の軽減・除去が最も有効であるが、ストレスや不安の軽減・除去や、睡眠の確保、睡眠覚醒リズムの回復なども有効である。特に、不眠や昼夜逆転のような睡眠覚醒リズム障害は初期から認められる症状であり、せん妄の早期診断のためにも、また、せん妄の重症化を阻止するためにも、睡眠覚醒リズム障害の存在に気づくことが重要である。

せん妄の発現機序・病態生理に関しては、脳のエネルギー代謝障害、例えば低血糖や低酸素がニューロンの機能障害を生じ、その結果としてせん妄が現れることは以前からよく知られていた[6]。しかし最近は、せん妄の神経化学的要因についてもいくつかの知見が得られている（表10）[2]。

3. せん妄および REM 睡眠行動障害の発現にかかわる神経機構

せん妄では意識が混濁していることから、覚醒にかかわる神経機構が障害されている。覚醒にかかわる神経機構として、①中脳橋網様核→視床（髄板内核などの非特殊核）→大脳皮質からなる

上行性脳幹網様体賦活系（背側路）、および、②中脳橋網様核→視床下部後部→前脳基底部→大脳皮質からなる上行性脳幹網様体賦活系（腹側路）、の2つの経路がある（p.22参照）。

中脳橋網様核には、橋背外側被蓋核・中脳脚橋被蓋核があり、ここからコリン作動性ニューロン群が起始している。中枢性コリン作用を有する種々の薬剤によってせん妄が引き起こされることはcentral anticholinergic syndrome[7]として知られており、せん妄の要因の一つとしてコリン系の障害を推定することができる。すなわち、橋背外側被蓋核・中脳脚橋被蓋核から視床へのコリン系が障害されると大脳皮質の興奮性が低下し、せん妄が出現すると考えられる。また、前脳基底部のコリン系ニューロンは大脳皮質に直接投射して認知機能や覚醒に関係しているため、この部位のコリン系障害もせん妄を生じる可能性がある[4]。

なお、前脳基底部のコリン系機能低下を有するアルツハイマー病Alzheimer diseaseではしばしばせん妄が出現するため、痴呆とせん妄の両者の発現に、前脳基底部コリン系障害が密接に関連している可能性がある。また、アルツハイマー病患者では正常な睡眠覚醒リズムの障害のほかに、心拍数や血圧、体温、メラトニン分泌における日内変動の減少、および視交叉上核における総細胞数とバソプレッシン含有細胞数の著しい減少が認められているため、生物時計の機能変化も関与していると思われる[8]。

健常成人に抗コリン薬であるビペリデン（0.07 mg/kg）を投与すると、軽度の「活動過剰型」せん妄に類似する状態が惹起される。このときのポリグラフィ所見では、①脳波の徐波化・速波化・低電位化、②大きく速い眼球運動、および③持続的な骨格筋活動、が認められる。同様の所見は、アルコール離脱時せん妄においてもみられることが報告されている。なお、上記の①と②の所見はREM睡眠の特徴に合致している[4]。

最近われわれは、臨床的にせん妄を誘発することで知られている抗コリン薬（ビペリデン）をラットに投与し（40mg/kg）、その後の行動とポリグラフィ所見（脳波、骨格筋活動、眼球運動）の変化を検討した。その結果、本剤を投与されたラットでは、ヒトにビペリデンを投与したときと同様のポリグラフィ所見が認められ、ラットにおいてせん妄モデルが作成できることをポリグラフィ的に確認することができた[9]。

ところで、せん妄と夢の類似性についてはこれまで多くの議論がなされてきた。近年、せん妄と類似する症状を示す病態として、REM睡眠行動障害 REM sleep behavior disorder（RBD）が注目されている。RBDは、夜間にREM睡眠中の夢体験が行動化するものであると考えられている（acting-out of dream）。すなわち、夢見の睡眠であるREM睡眠では骨格筋の筋活動が抑制されるはずであるが、RBDではその筋活動が抑制されないために、夢の精神活動が実際の言動として表出され、寝言や哄笑、暴力的行為、徘徊などが出現する。すなわち、RBD出現時には、軽度の覚醒レベルが低下した状態が存在するものの筋活動は抑制されず、REM睡眠の特徴である急速眼球運動の増強や大脳辺縁系の活動上昇（これらが活発な夢体験をもたらす）が存在すると考えられる。さらに興味深いことに、RBD出現時のポリグラフィ所見は、前述したヒトでのビペリデン投与によるせん妄時のポリグラフィ所見（①～③）にきわめて類似していることが明らかにされている。したがって、RBDとせん妄には共通の病態生理が存在すると考えられる[4]。

4. せん妄の治療

1）薬物療法以外の治療

前述したように、せん妄の器質的因子となるような脳疾患や身体疾患が見つかれば、その治療を行う。また、原因となる薬剤があればその使用を中止すべきである。

一方、入院中の患者の場合、心理社会的要因の除去や環境の改善を図ることも有効である。例えば、緊急入院時の不安を軽減させたり、疼痛を除去する、家族との面会を増やす、あるいはカレンダー・時計を周囲に置くことなどは有効である。

せん妄では睡眠覚醒リズムが障害されることが多いため、このリズム障害に対する治療も重要である。具体的には、後述する薬物療法のほかに、夜間睡眠を保つために夜間の覚醒回数を減らしたり、日中の覚醒レベルを高める（例えば、治療スタッフが話しかける、テレビ・ラジオを視聴させる、散歩させるなど）、日中に高照度光を浴びる、などの治療法がある[2]。

2）薬物療法

「活動減少型」せん妄には、覚醒レベルを上げるためにシチコリンやメクロフェノキサート、プロチレリンを静脈内投与（点滴）する。

一方、「活動過剰型」せん妄では、強い不安、幻覚・妄想などに対して選択的 D_2 受容体遮断薬が広く用いられている。四環系抗うつ薬のミアンセリン（強力な抗 H_1 受容体遮断作用および抗 $5-HT_2$ 受容体遮断作用をもつ）も有効である。ベンゾジアゼピン系薬剤（ジアゼパム、フルニトラゼパム、ロラゼパムなど）はGABA増強作用を有しており、せん妄時の抗不安薬や睡眠導入剤として用いられている。また、ベンゾジアゼピン系薬剤は、エタノールの離脱、ベンゾジアゼピン系薬剤の離脱、およびバルビツール酸系薬剤の離脱によるせん妄の治療において、交差反応薬として用いられる。夜間睡眠を保つためには、各種の睡眠剤を用いる。クアゼパム、トリアゾラム、ゾピクロンなどの超短時間作用型の睡眠導入剤が有効なこともある。急いで不安を抑えて鎮静させなければならない場合は、ジアゼパムやフルニトラゼパムの静脈内投与を行う[2]。

近年、非定型抗精神病薬であるリスペリドン、クエチアピン、オランザピンがせん妄に有効であるとの報告がなされている。これらの薬剤は、ドパミン受容体とセロトニン受容体の両方に遮断作用を有する一方、抗コリン作用がほとんどないため、錐体外路症状のような副作用を伴うことなく、せん妄の治療を円滑に行える可能性がある[2]。

5．症例提示

86歳、女性。軽度の物忘れはあったが日常生活に支障はみられなかった。明らかな誘因なく夜間の頻尿が出現してきた数日後から、不眠と日中の眠気が出現するようになった。また、つじつまの合わない言動が認められるようになった。例えば、何も落ちていない床からゴミを拾うような仕草や、縫い物をするような動作がみられたり、日付や時刻を間違えるようになった。また、夜間はほとんど入眠せず、何度もトイレに行くものの排尿のないことが多かった。頻尿が出現してから2週間後、泌尿器科を受診したが器質的異常所見は認められなかった。夜間は虫が見えると訴えたり（幻視）、衣服の着脱を繰り返し、ときに精神運動興奮を示すようになった。このため1ヵ月後に入院した。入院後も睡眠覚醒リズムの障害が持続した（図13）。

脳MRI検査では全般性の大脳皮質萎縮、側脳室の高度の拡大がみられ、SPECTでも全般性の脳血流低下（大脳半球平均血流量は左右いずれも32ml/100g/分）が認められた。日中に施行した脳波では徐波化と入眠傾向が認められた。睡眠覚醒リズムの障害に対し、日中の覚醒レベルや活動性を高めるために家族の付き添いやスタッフの面接を増やすとともに、シチコリンやメクロフェノキサート、プロチレリンの静脈内投与（点滴）を施行したが、十分な効果は得られなかった。また、夜間睡眠を確保するためにベンゾジアゼピン系睡眠薬（トリアゾラム、クロナゼパム）、抗精神病薬（ハロペリドール、スルピリド、チアプリド、リスペリドン）、抗うつ薬（ミアンセリン）を使用したが、かえって脱抑制が誘発された。そこで、基礎疾患として痴呆（アルツハイマー病）の存在がせん妄状態の遷延に関係していると考え、ドネペジル（5mg/日）の投与を開始したところ、精神運動興奮や幻視、頻尿が消失するとともに睡眠覚醒リズムが改善した。

前述したとおり、せん妄の要因の一つとしてコリン系の機能障害が考えられている。脳内アセチルコリン濃度を上昇させるアセチルコリンエステラーゼ阻害薬（ドネペジル）は、せん妄の治療薬として有効であると考えられるが[20,21]、ドネペジ

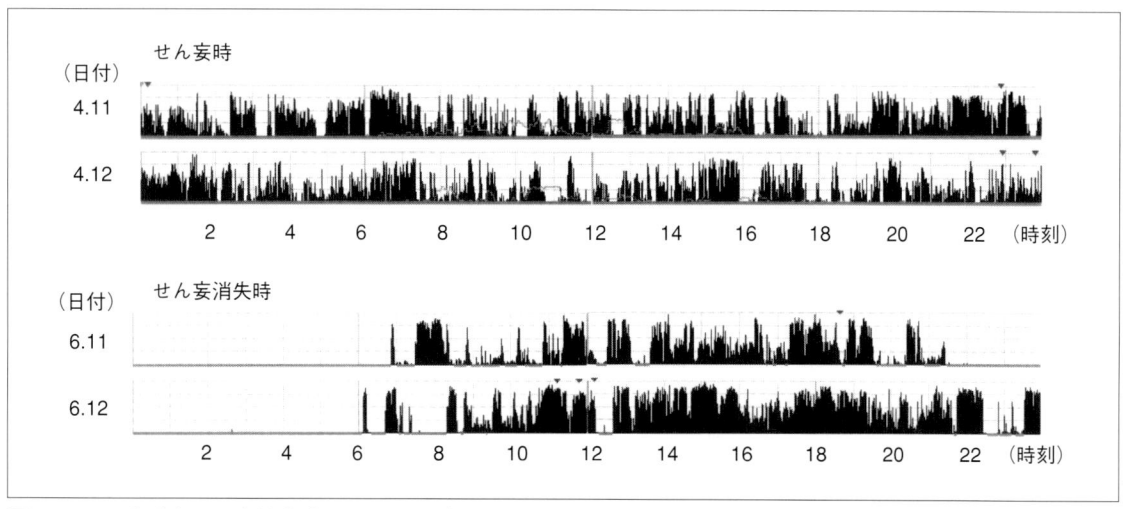

図13 せん妄時とせん妄消失時のアクティグラム
上段はせん妄時、下段はせん妄消失時の各48時間の記録である。横軸は時刻、縦軸は活動量を示す。

ルによって逆にせん妄が出現した症例も報告されているため[22]、投与に際しては十分な注意が必要である。

文献

1) Lipowski ZJ: Delirium. Acute brain failure in man. C.C. Thomas, Springfield, 1980.
2) 千葉 茂: せん妄をめぐって. 日本診療内科学会誌 6:25-32, 2002.
3) 中根あき文, 岡崎祐士, 藤原妙子 (訳): ICD-10 精神および行動の障害―DCR研究用診断基準. 医学書院, 東京, 1994. (World Health Organization: The ICD-10 Classification of Mental and Behavioral Disorders: Diagnostic criteria and research, World Health Organization, 1993.)
4) 千葉 茂: せん妄の神経生理学的側面. 老年精神医学雑誌 9:1294-1303, 1998.
5) Paula T. Trzepacz, 岸 泰宏, 保坂 隆ほか: 日本語版せん妄評価尺度98年改訂版. 精神医学 43:1365-1371, 2001.
6) Lipowski ZJ: Delirium: Acute confusional states. Oxford University Press, New York, 1990.
7) Weiss BL, Foster FG, Kupfer DL: Cholinergic involvement in neuropsychiatric syndromes. In Biology of cholinergic function. Goldberg A, Hanin I(eds.), 603-617, Raven Press, New York, 1976.
8) 池田将樹, 岡本幸市: 痴呆とサーカディアンリズム. CLINICAL NEUROSCIENCE 18:1202-1204, 2000.
9) 田村義之, 田端一基, 石丸雄二ほか: ビペリデンによって誘発されるラットのポリグラフィおよび行動変化. 日本睡眠学会第27回定期学術集会プログラム・抄録集 (仙台), p.227, 2002.
10) 黒澤 尚, 保坂 隆監訳: MGH総合病院精神医学マニュアル. メディカル・サイエンス・インターナショナル, 東京, 1999. (Cassem NH, Stern TA, Rosenbaum JF, et al. editors: Massachusetts General Hospital Handbook of General Hospital Psychiatry, fourth edition. Mosby-Year Book, St. Louis, 1997.)
11) Glue P, Nutt D: Overexcitement and disinhibition. Brit J Psychiatry, 157:491-499, 1990.
12) Hawley RJ, Major LF, Schulman EA, et al.: Cerebrospinal fluid 3-methoxy-4-hydroxy-phenylglycol and norepinephrine levels in alcohol withdrawal. Arch Gen Psychiatry, 42:1056-1062, 1985.
13) Itil T, Fink M: Anticholinergic drug-induced delirium: experimental modification, quantitative EEG, and behavioiral correlations. J Nerv Ment Dis 143:492-507, 1966.
14) Broderick PA, Gibson GE: Dopamine and serotonin in rat striatum during in vivo hypoxic-hypoxia. Metab Brain Dis 4:143-153, 1986.
15) Mardini HL, Harrison EJ, Ince PG, et al.: Brain indoles in human hepatic encephalopathy. Hepatology 17:1033-1040, 1993.
16) Trzepacz PT: The neuropathogenesis of delirium. Psychosomatics 35:374-391, 1994.
17) 横田則夫, 田中邦明, 石橋健一ほか: せん妄とGABA. 一瀬邦弘 (編) 精神医学レビューNo.26 せん妄. ライフ・サイエンス, 東京, pp.111-114, 1998.
18) Carlsson M, Carlsson A: Schizophrenia: a subcorti-

cal neurotransmitter imbalance syndrome? Schizophr Bull 16:426-432, 1990.
19) 山本直樹, 西川 徹: 各論 VI. 他の薬物依存と脳障害. D. phencyclidine. 松下正明(総編集)臨床精神医学講座 8. 中山書店, 東京, 1999.
20) Wengel SP, Roccaforte WH, Burke WJ: Donepezil improves symptoms of delirium in dementia: Implications for future research. J Geriatr Psychiatry Neurol 11:159-161, 1998.
21) Wengel SP, Burke WJ, Roccaforte WH: Donepezil for postoperative delirium associated with Alzheimer's disease. J Am Geriatr Soc 47:379-380, 1999.
22) 高田知二: 塩酸ドネペジルによってせん妄が誘発されたと思われるアルツハイマー型痴呆の 1 例. 精神医学 43:667-669, 2001.

(田村義之、千葉 茂)

器質性中枢神経疾患と睡眠障害

器質性中枢神経疾患でみられる睡眠障害は、その病変部位によって異なる。

橋・中脳の病変では、意識障害が前景に立つ場合は睡眠の観察が困難になるが、一般的に睡眠時間の短縮と徐波睡眠の減少がみられる。また、RBD が出現することもある。

脳幹や視床下部の障害では、睡眠時間の短縮と徐波睡眠の減少に加えて、睡眠覚醒リズムの消失や、睡眠中の REM、non-REM 周期の不規則化がみられる。

視床の前核と背内側核に選択的な細胞脱落が存在する場合に不眠が生じることが知られている(致死性家族性不眠症)[1]。

大脳皮質の広範な障害、例えば無動無言症がみられる場合は、睡眠脳波の波形自体の変化がみられるため、睡眠覚醒の判断が困難なことが多い。しかし、眼球運動などをモニターすることによって、睡眠覚醒や non-REM・REM 睡眠を区別できることもある。

大脳皮質を含めた、より広範な脳障害が存在する場合は、一日のなかでまとまった睡眠がみられる集合型睡眠と、明瞭な睡眠覚醒リズムがみられない全日型睡眠とに大別することができる[2]。また、non-REM 睡眠には、睡眠が 1 つの段階しかみられない単段階睡眠と、2 段階以上に分類される多段階睡眠がある[2]。著者ら[3]は、クロイツフェルト-ヤコブ病 Creutzfeldt-Jakob disease 患者の末期における睡眠($\theta \sim \delta$ 帯域の活動がみられる単段階睡眠)と覚醒(周期性同期性放電が出現する時期)の出現様式について、体温、血中成長ホルモン・コルチゾールレベルを測定しながら検討した。その結果、本症では睡眠覚醒リズムが末期まで保たれており(集合型睡眠)、また睡眠と、体温や血中成長ホルモン・コルチゾール分泌との位相関係も保持されていることがわかった。その理由として、本症では大脳皮質を含めた広範な脳病変が出現するものの、視床下部を含む第三脳室周囲や中脳以下の脳幹部などの睡眠覚醒リズムにかかわる神経機構が保持されていることが考えられた。

文 献

1) Lugaresi E, Medari R, Montagna P, et al.: Fatal familial insomnia and dysautonomia with selective degeneration of thalamic nuclei. N Engl J Med 315:997-1003, 1986.
2) 大川匡子: ヒトの睡眠・覚醒リズムの神経機序―重症脳障害児の生体リズムの観察および CT 所見と剖検所見に基づく検討. 神経進歩 29:346-365, 1985.
3) 千葉 茂, 宮岸 勉: Creutzfeldt-Jakob 病における周期性脳波変化―睡眠・覚醒との関連性について. 臨床脳波 33:398-402, 1991.

(田村義之、千葉 茂)

Ⅱ．小児期

サーカディアンリズムの正常発達

行動リズム

1. 胎生期ならびに早産児（文献1〜3を参照）

　胎児の動きは胎生7週から認められるが、活動と静止という状態が周期的に出現するのは胎生23週ごろである。在胎24〜26週の早産児にも動きは認められるが、周期的な変動は明らかでない。早産児では在胎28〜30週になって初めて、活動期の間に短い静止期が現れる。この静止期の占める割合はその後在胎週数が増えるにつれ次第に増す。周期的に出現する活動期は、新生児期の動睡眠の周期に連なると考えられている。

　呼吸は在胎28〜30週までの早産児では常に不規則だが、31週になると、胸と腹とが同期して規則的に動くという新生児の静睡眠に一致した特徴を示す状態が現れる。

　急速眼球運動は胎生23週ごろから観察されるようになり、24週ごろになると周期的に群発するようになり、35〜36週以降になるとその頻度、周期性がより明らかとなる。早産児での観察では、在胎32週以降急速眼球運動の頻度が増し、群発する傾向が次第にはっきりとする。

　脳波は在胎24〜26週の早産児では常に非連続性のパターンである。連続性のパターンが、非連続性のパターンと区別して認められるようになるのは在胎27週を過ぎてからである。

　成熟新生児（胎生37〜43週）は、昼夜の区別なく3〜4時間眠っては授乳され、また3〜4時間眠るという、一日の単位で見れば多相性のリズムを刻む。このように24時間よりも短く、一日という時間に関係のないリズムを超日リズム（ウルトラディアンリズム）と呼ぶ。成熟新生児の睡眠覚醒リズムは代表的なウルトラディアンリズムである。

2. 出生後
1）睡眠日誌

　図1[4]に生直後からの睡眠覚醒を記録した睡眠日誌の例を示す。昼夜の区別なくウルトラディアンリズムを刻んでいた新生児も、生後3〜4ヵ月以降は朝の起床時刻と夜の就寝時刻がほぼ一定となり、昼夜の区別がついてくることがわかる。生後1〜3ヵ月のころには、日誌のまだらが斜め右下方向に走っている。これがフリーランである。生後3〜4ヵ月以降は外部情報を手がかりに、周期25時間の生物時計は周期24時間の地球時間に生物時計を合わせる作業が可能になるが、それ以前の生後1〜3ヵ月の時期には生物時計が未熟で

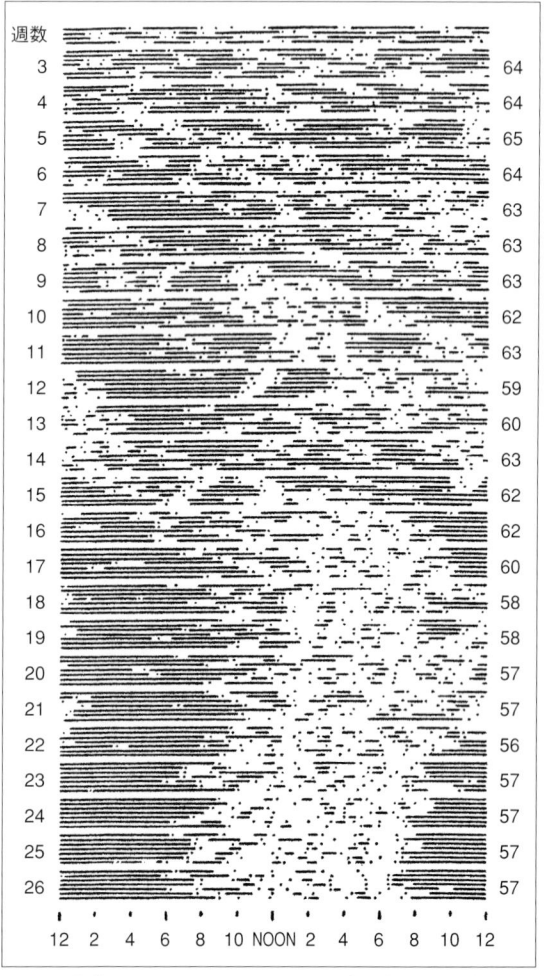

図1　生後2週から26週までの睡眠覚醒を記録した睡眠日誌の一例（文献4より）

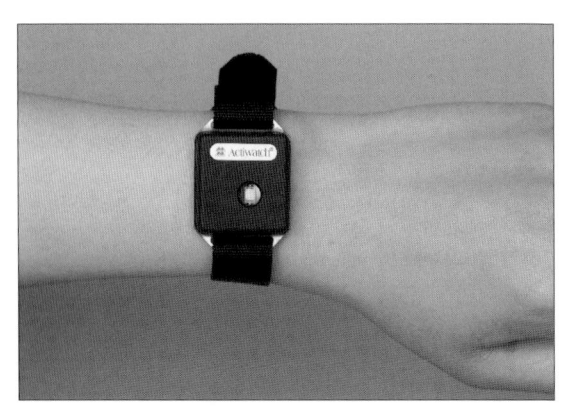

図2 ミニミッター社製アクチウオッチ
腕時計感覚で、行動量、受光量の長期間の測定ができる。

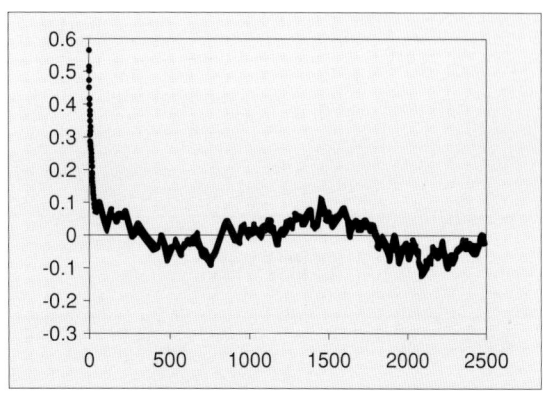

図3 3ヵ月児の休止活動記録のautocorrelogram
1分ごとの活動量を定量化し、N分後（横軸）の活動量との相関係数（縦軸）を示した図。この例では1,461分後の相関係数が0.12でピークを呈した。この相関係数は統計学的に有意で、つまりある時点の活動量が、1,461分後、すなわち24.35時間後の活動量との相関が高いことを意味している。

外部情報を取り入れることができず、フリーランを呈する場合も出てくるものと考えられる。なお生直後のリズムに関しては、生物時計がサーカディアンリズムを刻むほどにはまだ十分に働くことができず、多相性のウルトラディアンリズムを呈すると考えられる。図1が有名となり、大多数の乳児がフリーランすると考えられたこともあるが、Shimadaら[5]によると、典型的なフリーランを呈する乳児は約7％という。

2）自己相関係数

時系列の関数が一定のリズムを有するか否かの判定には種々の方法がある。西原らは自己相関係数を用いて乳児の休止-活動リズム形成過程を縦断的に検討した[6]。活動量の定量的計測には0.1〜9.0Gの運動量を感知できるアクティグラフ（図2）を用いている。アクティグラフはバンドを使って腕時計のように装着できる。満期出生の乳児に3〜5日間のアクティグラフの連続記録を生後3、6、9、12週に行い、データを個別にautocorrelogramとして表現したところ、生後3週では種々の周期性のピークが認められたものの、6週以降は明らかに周期のピークは約24時間に一致して出現することが観察された。これは生後3週ではウルトラディアンリズムが主体であったものの、生後6週には

サーカディアンリズムが主体となったことを反映していると考えられる。さらに個別のデータをまとめて処理すると、生後3週においても明らかに周期性のピークは約24時間に認められるという。

著者は西原博士の協力を得て、自己相関係数を用いて生後3〜27ヵ月の乳幼児（13人）で休止-活動のリズムの生後変化を横断的に検討した。アクティグラフ装着は連続7日間行った。その結果、生後3ヵ月児（1名）でも周期性のピークは明らかに約24時間に認められた（図3）。興味あることに乳幼児13名（生後3〜27ヵ月）のautocorrelogramの振幅の平均は、彼らの母親の振幅の平均よりも有意に小で、かつ加齢とともに増加する傾向を示した。西原らもautocorrelogramの振幅が生後3〜12週にかけて加齢とともに大きくなることを指摘している。Jenniらはアクティグラフの計測値をperiodogramを用いて解析し、24時間成分の周期が加齢とともに次第に強くなることを観察している[7]。これらは著者らが観察したと同様の現象と考えられるが、その意味する生理学的な内容については、まだ明らかとはなっていない。autocorrelogramの振幅は周期性の規則性を反映するとされている[8]が、periodogramの強さとともに、その大小に影響する具体的な要因についての

検討が今後必要である。なお、Jenniらは8時間成分の周期が生後3ヵ月以降に出現することも観察し、午前午後の活動期とその間の休止期がその由来と想定している[7]。

睡眠時間

成熟新生児（胎生37～43週）は1日に16～18時間眠る。乳幼児の1日の総睡眠時間としては、4ヵ月児で14～15時間、1歳児で11～13時間程度という数字が有名であるが、1歳6ヵ月～3歳児で約12時間という報告もある（文献3を参照）。ただしここにあげた乳幼児の総睡眠時間は、あくまで観察に基づく数字であり、生理的に真に必要な睡眠時間かどうかは不明である。また、何歳では最低何時間という生理的な必要睡眠量の限界があるのか否かもわかっていない。なお、思春期には思春期前よりも必要とする睡眠時間が増えるという観察もある。ホルモン環境の影響がその機構として想像されている。

生後3～4ヵ月以降、夜間に比べ明らかに減少してきた昼間の睡眠は、次第に付加的な短時間睡眠である「昼寝」としての特徴を呈する。生後8ヵ月ころには昼寝は午前午後各1回、1歳2ヵ月以降は午後1回となる場合が多い（文献3を参照）。著者が乳児健診で行った調査によると、昼寝をまったくとらない1歳6ヵ月児がごく少数だがおり、3歳児になると10～15％が昼寝をとっていない。昼寝をとらない3歳児は毎日昼寝をとる児よりも早寝、遅起きではあったが、昼寝をとらないことで、特に日中の活動性に問題があるということはなかった。必要な睡眠時間には個人差があり、long sleeperとshort sleeperとはある程度遺伝的背景が異なるのではないかと考えられている。昼寝をとらない3歳児が将来的にshort sleeperになるのか否かについては検討されていないが、昼寝が不要な児もいるという認識は保育現場などでは重要である。

なお、昼寝は文化的な影響も受け、昼寝を容認している地域では昼寝の習慣は生涯続く。昼寝をとる時間帯（午後2時前後）は明け方ともに人間の眠気が生理的に強くなる時間帯であり、交通事故の頻度も高まる時間帯であることは周知のとおりである。昼寝は合理的な生存戦略ともいえる。

睡眠内容

成熟新生児の睡眠の約50％は動睡眠が占める。動睡眠の特徴は種々の筋の単収縮twitch/jerkだが、次第に急速眼球運動や持続的な筋緊張低下も同時に認めるようになり、動睡眠は成人のREM睡眠の生理学的特徴を有するようになる。成人の徐波睡眠に近い特徴を示す静睡眠期は新生児期には約30％を占め、残りは不定睡眠と呼ばれる睡眠段階に分類される。生後3ヵ月に入ると成人同様の睡眠段階の分別が可能となる。REM睡眠の総睡眠時間に占める割合は乳児期に次第に減じ、2歳ころには20～25％と成人と同等になる。逆にnon-REM睡眠の割合は生後3ヵ月ころには約50％に増す。non-REM睡眠のなかでも深い睡眠である徐波睡眠量は、乳幼児期から思春期前までほぼ一定で、総睡眠時間の約1/3を占める。

生後3～4ヵ月までは睡眠開始時にはREM睡眠がみられることが多い。しかしこの時期以降、睡眠開始直後には次第にnon-REM睡眠を認めるようになる。生後6ヵ月では入眠直後にREM睡眠を認める割合は20％にまで減じる。さらにREM睡眠は次第に睡眠後半に多くなる（時刻依存性の確立）。動睡眠と静睡眠、あるいはnon-REM睡眠とREM睡眠のセットは一晩に何回か繰り返し出現する。この繰り返しも代表的なウルトラディアンリズムといえる。REM–non-REMのウルトラディアンリズムの周期は未熟児では40分だが次第に延長し、新生児期～乳児期には40～50分、また2歳で75分、5歳で84分という報告もある（文献2を参照）。成人では90～100分周期である。

なお最近Jenniらは、発達早期の脳波の周波数解析を行い、興味ある結果を報告している。彼ら

睡眠中の体動

　成熟新生児の睡眠の約50％を占める動睡眠期には種々の筋の単収縮を高頻度に認める。この筋の単収縮は若い哺乳類の動睡眠にも特徴的にみられ、動睡眠は sleep with jerk とも称される。筋の単収縮を動睡眠の唯一のパラメータとして用いると、生後10日までのラットの1日の70～80％は動睡眠に該当する（文献3を参照）。また、動睡眠は静止期の間に周期的に筋の単収縮や眼球運動を認める状態としても定義される。この2つの要素は、最も原始的な哺乳類であるカモノハシのREM睡眠の特徴でもある。なお twitch あるいは jerk が口周囲の筋肉に出現すると、新生児が微笑んでいるように見える。これは新生児微笑と呼ばれる。新生児微笑が感情を伴う「笑み」であるか否かについてはまだ十分な検討は行われておらず、新生児が養育者の関心を得るための生存戦略であるという説もある。なお twitch あるいは jerk は新生児期以降も REM 睡眠期に最も高頻度に出現する。また同じ REM 睡眠であっても、明け方の REM 睡眠で、入眠早期に出現する REM 睡眠期よりもより高頻度で出現する。

　REM－non-REM のサイクルは一晩に何回か繰り返すが、non-REM 睡眠から REM 睡眠への移行は徐々に進むこともあれば、体の動き（寝返り、体動）をきっかけに急激に生じることもある。REM 睡眠はしばしば体の動きをきっかけに終わる。つまり睡眠中の体動は REM 睡眠の前後に集中して認められることになる。事実、胎動のリズムには平均約40分と96分の周期があると報告され、前者は未熟児の REM－non-REM サイクルに、後者は母体の REM－non-REM サイクルに一致するという（文献1を参照）。この REM－non-REM サイクルが昼夜を問わずみられるウルトラディアンリズムであることは前項で指摘したとおりである。

　体幹筋を含む2秒以上持続する全身性の体動の頻度を検討したところ、新生児では REM 睡眠1時間あたり平均20回（範囲13～48）、1歳でも1

は生後2、4、6、9週に各1夜行った終夜睡眠ポリグラフィで得た脳波について、脳波帯域を0.75～4.5Hz、4.5～8Hz、12～15Hzのそれぞれslow wave activity（SWS）、theta activity（TA）、spindle frequency activity（SFA）に分けて解析した。その結果、生後2週ではSWS、TAのパワー値は各静睡眠期に一致して出現し、それぞれの静睡眠期の前半部に高く、後半に低くなるという分布を呈し、一晩の睡眠全体のなかでは一様なパワー値を示していた。ただしSFAは認めなかった。なおSFAは生後4週以降、静睡眠（深睡眠）に一致して出現するようになった。生後4週以降、静睡眠（深睡眠）に一致して出現するTAは一晩の睡眠前半にパワー値が高く、睡眠後半に向かうに従い次第に低くなった。しかしSWSは、静睡眠（深睡眠）に一致して出現するものの、パワー値の高い静睡眠（深睡眠）と低い静睡眠（深睡眠）とが交互に出現するというパターンを呈した（図4）[9]。この観察は、現在静睡眠（深睡眠）として認識しているstateは必ずしも機能的に画一的なstateではないことを示唆しており重要である。

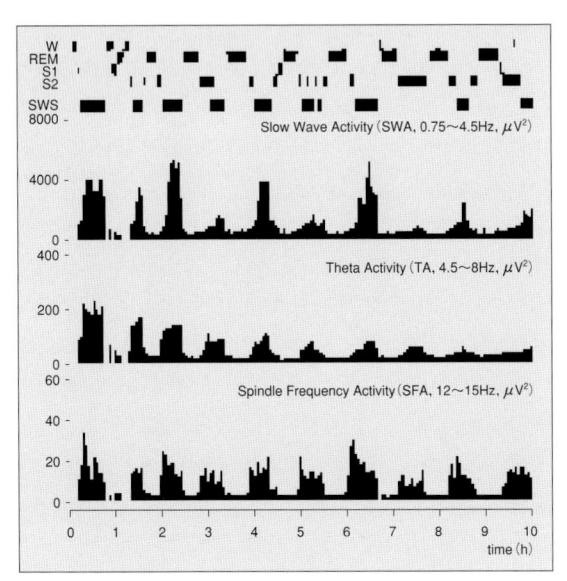

図4　9ヵ月児の一晩の睡眠経過（文献9より）
W：覚醒、REM：レム睡眠、S1、S2：睡眠段階1、2、SWS：深睡眠。

時間あたり平均10回ほど観察された[10]。成人ではもう少し減るが、それでも5回前後はある。静かに寝ていると思いがちだが、実は相当な頻度で体動は出現しているのである。程度によっては「寝相が悪い」と称される。したがって寝相の悪さを心配することは基本的にない。唯一の例外は睡眠時無呼吸の場合で、夜間呼吸困難のためにもがく。発汗も多く、苦しくて横になれず、上体を起こして眠るようになる。いわゆる寝相の悪さとは容易に区別可能である。なお、体動の出現頻度が最も高いのは健常者においては睡眠段階1で、REM睡眠期の頻度がこれに続く。徐波睡眠期には体動の出現頻度は低い（文献3を参照）。

体動後にはしばしば「覚醒」する。覚えているかどうかは別にして、夜中に目を覚ますこと自体は自然な現象である。中途覚醒後すぐにREM睡眠に入る場合もしばしば認める。REM-non-REMの1サイクルの時間（ウルトラディアンリズムの周期）が小児では成人よりも短いことからすると、睡眠中に浅い睡眠段階に戻る頻度は小児では成人よりも多いことになる。

体温リズム、ホルモンリズム

生後3～4ヵ月になると体温も、明け方に低く午後に高くなるという日内変動をはっきりと示すようになる[11]。体温と睡眠は関係が深く、体温が下降を始めると入眠が容易になる。眠くなると子どもの手足が温かくなることを経験するが、これは体温を下げるための放熱が始まったわけで、眠くなりはじめた証拠といえる。また入眠後しばらくは発汗が多量だが、これも放熱の反映と考えられる。

暗期に分泌されるメラトニンは1～5歳前後に生涯で最も多量に分泌されるが[12]、夜間に一致した分泌量増加が始まるのは生後3～4ヵ月以降である。成長ホルモンの分泌が睡眠と関連を有するようになるのも生後3～4ヵ月以降である。ただし、成長ホルモンの分泌のピークが入眠直後の徐波睡眠期に一致するようになるのは4歳以降と考えられている。なお、若年成人での実験結果ではあるが、断眠により入眠に依存した成長ホルモンの分泌は明確でなくなるが、成長ホルモンは日中に代償的に分泌され、結果として分泌される成長ホルモン量に断眠の影響はなかったとする報告もある[13]。

リズム関連病態

夜泣き

1. 定 義

睡眠関連疾患の国際分類のなかには存在しないが、日本ではきわめて多い訴えの一つである。著者が都内N区の1歳6ヵ月児健診に際し行った調査では、「夜泣きがありますか？」の設問に対し、養育者の30.4％が経験あり、29.5％が現在もありと回答、また3歳児では35.5％が夜泣きの経験あり、9.1％が現在もありと回答した。埼玉県S市の3歳児健診ではこの値はそれぞれ31.3％、13.3％であった。約50％の養育者がいわゆる「夜泣き」に悩んだ経験があることになる。

問題は「夜泣き」が国際的な認知を受けていないことである。欧米の教科書・育児書では「コリック」とされている項目があり、この概念と「夜泣き」とは一部重なる部分はあると考えられる。コリックは生後2週より増加しはじめ生後3ヵ月末には落ち着いてくる「ひどい泣き」を意味している。英国では「3ヵ月泣き」あるいは「夕泣きevening colic」、中国では「百日泣き」、ベトナムでは「3ヵ月と10日泣き」とも呼ばれ、世界中で同様に認識されている。日本においてもevening cryingと称され同様な生理現象が知られていると欧米の教科書には記載されているが、日本では「夜泣き」の訴えのピークは7～9ヵ月ともいわれ、また1歳6ヵ月児健診での心配事にも「夜泣き」

は登場する。

日本の「夜泣き」には、コリックに加え、生後3〜4ヵ月以降に出現する何らかの病態が含まれている可能性がある。また年長例では、後述する「寝ぼけ」に近い様態も含まれている可能性も考えられる。最近、睡眠関連疾患の国際分類の改訂作業が始まったが、日本からsleep-related childhood crying（睡眠に関連した子どもの泣き）を提案している。「夜泣き」の定義を明確にする作業を早急に行い、国際的な認知を得ることが、病態解明とそれに基づく育児対策を進めるうえで重要である。

2．病態と対策

通常non-REM睡眠の第2段階に入ると、さらに深い徐波睡眠への移行は比較的容易である。したがって現象論的には、何らかの原因で入眠時あるいは夜間の中途覚醒時に睡眠段階2への導入に失敗すると、「寝ぐずり」あるいは「夜泣き」「コリック」となると考えられる。

1）生後4ヵ月前

コリックは生物時計の成熟過程の生理的現象ととらえることも可能である。睡眠覚醒リズムがほぼ確立する4ヵ月前にはフリーランする乳児もいることはすでに述べた。またフリーランはしないまでも、この時期の乳児の大部分は地球時計との調整が十分ではない。したがって地球時間の「夜間」に生理的に目覚めてしまう頻度は相当に高くなる。これがコリックあるいは「夜泣き」としてとらえられる可能性は十分に想定される。

対策としてはこの時期、児が生物時計を地球時計に合わせている過程であることを養育者が理解することが大切となる。睡眠日誌（図1）をつけてみることで児の睡眠を客観的に見つめなおすきっかけになる場合がある。ただし、強迫的な睡眠日誌作成に陥らないよう養育者に対する配慮が必要である。

生活面で大切なことは、地球の24時間リズムの手がかりをきちんと児に与えることである。生物時計に最も大きな影響をもつ外部情報は「光」である。次いで社会的環境と食事も生物時計に大きな影響を与える。つまりわれわれは、毎朝光を浴び、朝食をとり、日中活動することによって、周期25時間の生物時計を周期24時間の地球時間に毎日時計合わせ（リセット）をして生活しているのである。このことは乳児、特に昼夜の区別がつく以前の乳児にとって非常に重要である。生物時計をリセットできる機能が完成する時期は言うまでもなく生後4ヵ月以降である。したがってそれ以前の時期に乳児に周期24時間の地球時間の手がかりをしっかりと伝える必要がある。

フリーランしている生後2ヵ月の乳児は、地球時間の夜中に覚醒することもあろう。しかし覚醒しても、それが夜中なら夜らしく、声も明かりも控えめで、児に夜だということがわかるような対応が必要である。そして逆に昼というのは明るくて賑やかな環境なのだという情報を児に伝えることも重要である。地球時間の手がかりが与えられなければ、児には地球が周期24時間であるという情報が伝わらず、情報が伝わらなければリセット機能も十分な発達ができない場合も生じる（図5）。

Takeuchiらによると、乳幼児期の生活パターンは思春期の生活パターンにも影響するという[14]。

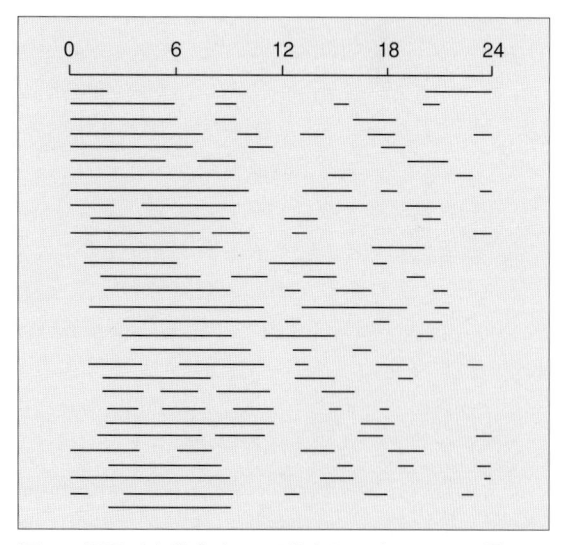

図5　祖母が主体となって養育し、寒いから、暑いからとの理由でほとんど屋外に出さずに生活していた6ヵ月児の睡眠覚醒リズム
まだフリーランを認めている。

明暗のメリハリをつけ、昼には昼らしい、夜には夜らしい生活環境を提供し、児が睡眠覚醒リズムの同調に混乱をきたさないよう配慮することが、思春期以降のサーカディアンリズム障害予防の観点からも重要である。

2）生後4ヵ月以降

睡眠覚醒リズム確立以降の「夜泣き」には、REM睡眠の関与と摂食習慣の関与を考慮する必要がある。REM睡眠期にはアルファ運動ニューロンに中枢から抑制がかかり、基本的には「動けない」状態である。しかし脳内の活動性は高まっている。体動の単位時間あたりの頻度が徐波睡眠期よりもREM睡眠期で高いことは前項でも述べた。そして体動は覚醒刺激となり、中途覚醒や夜泣きを誘発しうる。また摂食行動は光・社会的接触・運動とともにサーカディアンリズムを制御する強力な外因である。したがって夜間の哺乳習慣が覚醒刺激として作用し、サーカディアンリズムに影響し「夜泣き」を固定させる可能性もある。

睡眠日誌をつけ、児のリズムを客観的に把握することが養育者の精神的安定の点からも重要であることは、睡眠覚醒リズム確立以降の「夜泣き」でも同様である。その結果、時刻依存性（いつも同じ時間に泣く）が明らかになればREM睡眠の関与が伺われる。REM睡眠期には生理的に顔面四肢にピクつきが多く出現するし、体動の頻度も高い。小児では成人よりも短時間のサイクルで睡眠が浅くなり、このとき体動を伴う。つまり大人よりも子どもは睡眠中に生理的によく動く。これらの生理現象に過剰に反応してしまうと（抱き上げ、授乳など）、その行為が逆に夜間覚醒の習慣をもたらせてしまう可能性もある。生理的なREM睡眠期の現象であると割り切ることも必要である。また、夜間の哺乳習慣のある児には就寝前の授乳を習慣化することで改善が期待できる。乳児といえども養育者の精神状態には敏感である。養育者のイライラは確実に児にも伝わり、その場合には悪循環となり、「夜泣き」の解決は期待できない。養育者の精神的な安定が「夜泣き」対策としてはきわめて重要である。睡眠日誌を記録してわが子の睡眠を客観的に見ることで、養育者が冷静さを取り戻すきっかけになることもある。さらに養育者の精神的安定は、その悩みを語ることで得られる場合が多い。家族、地域社会、小児科医、保健所関係者など周囲の援助が重要である。

なお、「夜泣き」というと「眠り」にばかり注意が向かいがちだが、昼間の活動性を高めることで生活リズムにメリハリを生み、夜間の睡眠にも良い影響が期待できる。最近の都会では戸外で乳児が遊ぶ環境が急速に失われつつあるが、戸外での活動を積極的に進めることで「夜泣き」が沈静化することはしばしば経験する。都市部では現在、乳幼児の活動の主体が必ずしも戸外ではなく、室内となっている場合も多い。生活内容について詳細な指導が「夜泣き」対策として必要となる場合も多い。なお当然のことながら、「いつもと違う泣き方」の際には、発熱・痛み・痒みの有無、気温・湿度・着衣の状況の確認が必要である。間欠的な激しい啼泣に、嘔吐、血便を認めた場合には腸重積症の疑いが濃厚なので、小児科対応の救急病院を受診したい。

ある一部の「夜泣き」は、ごくごく自然な乳児の眠りを見ているにもかかわらず、養育者から悩みとして訴えられている場合もなくはない。REM－non-REMのウルトラディアンリズムの周期が小児では成人よりも短く、睡眠中に浅い睡眠段階に戻る頻度は小児では成人よりも多いことは先に述べた。そして体動が小児で成人よりも多いことも述べた。大人よりも子どもは睡眠中に生理的によく動くのである。このような健常乳幼児の睡眠の生理についての知識の欠如が養育者の混乱を助長する。残念ながら育児指導、保育現場での担当者のみならず、医師、看護師にもこのような知識が十分に行き渡っているとはいえないのが日本の現状である。現場の担当者は個々の経験に基づき精一杯の指導を行うが、この場合、指導内容は必ずしも一致しないこともあり、養育者に混乱を招く場合も想定される。睡眠に関する正確な知識の普及が重要である。

寝ぼけ

「寝ぼけ」は時刻依存性のある病態である。「寝ぼけ」には錯乱性覚醒、睡眠時遊行症、睡眠時驚愕症、悪夢、REM睡眠行動障害が含まれるが、前三者はnon-REM睡眠（徐波睡眠）からの覚醒障害、後二者はREM睡眠と関連する睡眠時随伴症に分類される。つまりREM－non-REM睡眠の夜間の分布から、覚醒障害は睡眠の前半、REM睡眠関連睡眠時随伴症は睡眠の後半に主として観察されることになる。

1. 診 断

入眠直後に多い徐波睡眠が浅くなる入眠後1～3時間に「覚醒障害」は生じる。覚醒に際し数秒意識が不明瞭になることは誰でも経験するが、これが数分以上持続し錯乱状態に陥ると錯乱性覚醒である。原則的に徘徊や恐怖はない。

睡眠時遊行症では徘徊、睡眠時驚愕症では恐怖に伴う叫び声が特徴である。睡眠時遊行症の最初のエピソードは5歳前後にみられることが多く、12歳ごろに発現頻度が最も高くなる。睡眠時驚愕症の多くは5～7歳で発症し、発症直後の時期の発現頻度が最も高い。エピソードの記憶はない。家系内集積があり、昼間にストレスや興奮があると発現することが多い。「寝ぼけ」が一晩に何回も起きる場合には「てんかん」との鑑別が必要となる。てんかん発作の出現時期は個々の例である一定の特徴を示すことが多いが、「てんかん」全般に共通する特徴的な時刻依存性はない。

悪夢は恐怖・不安感から夢にうなされる状態である。動き回ることはない。REM睡眠期に生じるので、早朝によく起こる。外傷後ストレス症候群でもみられる。REM睡眠行動障害ではREM睡眠期に生理的に出現する筋緊張抑制が不十分となり、夢内容に従い行動し、危険な行為にも及ぶ。高齢者に多いが、小児例の報告もある。

2. 3歳児での頻度

著者が3歳児健診で行った養育者へのアンケート調査によると、10～15％の3歳児に「寝ぼけ」の経験がある。「寝ぼけ」が起きた時間帯から推測すると、約2/3が覚醒障害（睡眠時驚愕症、睡眠時遊行症）、残り1/3が悪夢と推測された。ただし、前項で述べた一般的な発症時期からすると、この頻度は加齢とともにさらに増加する可能性がある。また、アンケートで集計された3歳児の「寝ぼけ」が、覚醒障害、悪夢のみを含むのか否かについての検討も必要である。「夜泣き」との異同も含め、今後の検討が必要である。

3. 治 療

覚醒障害の場合、なだめると興奮するので、危険防止に配慮して見守ることになる。思春期には自然消失する。自然治癒することを家族に説明し、不安を取り除くことで症状の改善をみる場合も多い。小児の悪夢は治療を要さないことが多いが、外傷後ストレス症候群に伴う場合には、薬物療法のみならず心理社会的要素も含めた多面的なアプローチを要する。薬物療法としてはベンゾジアゼピン系薬剤の就寝前投与が一般的である。なお、錯乱性覚醒は睡眠時無呼吸に伴いうる。ベンゾジアゼピン系薬剤は睡眠時無呼吸を悪化させるので注意が必要である。

4. 律動性異常運動

律動性異常運動も「寝ぼけ」の鑑別にあがる。頭部あるいは体幹を1Hz前後の周期で数秒から数十秒にわたり前後ないし左右に常同的、反復性に振る運動を主症状とする。その運動形態からheadbanging、headrolling、bodyrocking、bodyrollingに分類され、通常乳幼児期に出現し、小児期には自然消退する。機序は不明だが、睡眠開始時に多く認めるとされ、睡眠関連疾患の国際分類では睡眠覚醒移行障害の項にあげられている。

しかし、睡眠ポリグラフを用いた過去の報告を概観すると、睡眠段階1を睡眠覚醒移行期に含めても、30％強の例では睡眠覚醒移行期に律動性運

動の発現が記載されていない。また、REM期にのみエピソードのみられた例や、REM期には認めていない例もある。エピソード発現に明らかな時刻依存性はないと考えられる。

病的状態におけるサーカディアンリズム

　先天的に視覚に障害が存在する場合には、フリーランが継続する場合もある（図6）[15]。光の生物時計への強い影響を示唆する臨床的観察と言える。著者自身はアミン系に作用する薬剤が投与された母体から出生した児、年齢依存性てんかん性脳症患者、重度脳障害者、およびアンジェルマン症候群Angelman syndromeで睡眠覚醒リズムに大きな異常を認めた例を経験した。また自閉症、レット症候群Rett syndromeでも睡眠覚醒リズムに異常を認めることが知られている。

アミン系に作用する薬剤が投与された母体から出生した児[16]

　妊娠中に降圧剤として α メチルドパおよびレセルピンをおのおの服用していた母親から出生した2男児で、新生児期に強いjitterinessを認め、その後乳児期に昼間の睡眠回数の増加と夜間の就床時刻の遅れを認めた。睡眠覚醒リズム異常は生後1年までには改善したが、睡眠ポリグラフィで認めたREM睡眠期の筋活動の異常は1歳過ぎにも持続していた。この2例で認めたjitterinessとREM睡眠期の筋活動の異常は、胎盤透過性を有する薬剤が胎児のドパミン D_2 受容体を阻害し、その阻害が生後開放されて生じる可能性を考えた。
　α メチルドパは脳内のモノアミンの合成を阻害し、レセルピンはモノアミンを枯渇させる。生物時計が存在する視交叉上核は、脳幹部のモノアミン神経系と直接あるいは間接に密接な線維連絡がある[17]。脳内のモノアミン系の異常が想定される児で睡眠覚醒リズム障害を認めたことは興味深い。

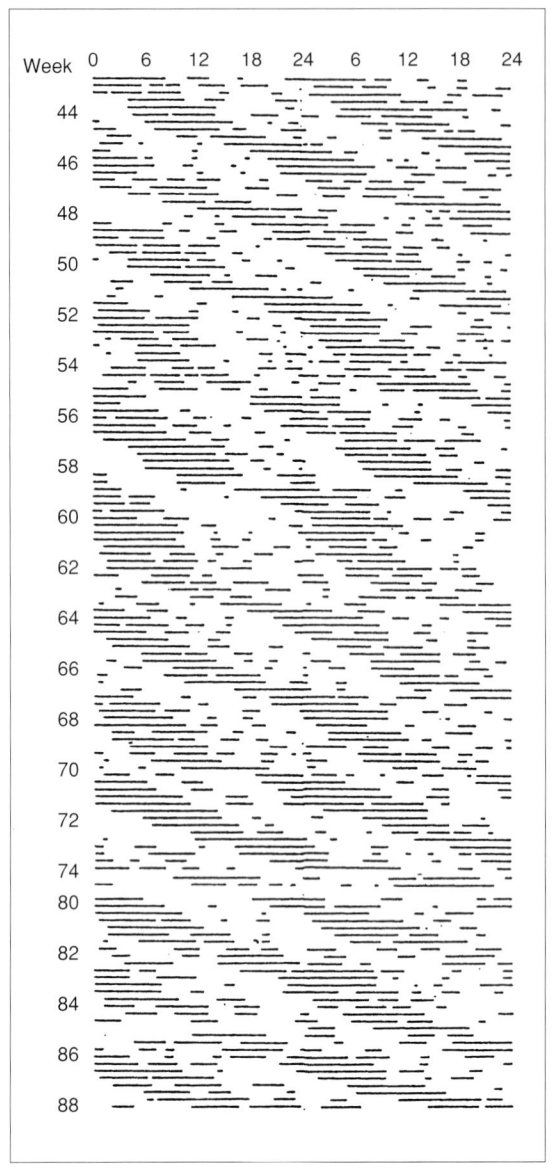

図6　先天性の視覚障害者の生後44～88週の睡眠覚醒リズム（文献15より）
持続的にフリーランを呈している。

てんかん

　断眠により、脳波上のてんかん性放電のみならず、痙攣発作も発現しやすくなる。また痙攣発作自体が睡眠にさまざまな影響を与える。睡眠覚醒リズムの乱れは小児の難治性てんかん患者でも報

告されている。てんかん発作のコントロールが良好になると、それまで乱れていた睡眠覚醒リズムが安定したり、逆に睡眠覚醒リズムの乱れが発作出現に先行することをしばしば経験する。結節性硬化症はてんかん、なかでもウエスト症候群 West syndrome（WS）を合併することが多いが、Hunt と Stores は小児の結節性硬化症患者で、入眠困難や夜間の中途覚醒がしばしば観察され、その程度はてんかん発作の状況や日中の行動異常に関連していると報告している[18]。Konishi ら[19]は睡眠覚醒リズムの乱れが著明な5人の小児の難治性てんかん患者にフルニトラゼパムを追加投与し、うち4人で1年以内にリズム障害の改善、痙攣頻度の減少、QOLの向上を認めている。

小児の代表的な難治性てんかんにWSとレノックス-ガストー症候群 Lennox-Gastaut syndrome（LGS）とがある。一部のWSはその後LGSに移行することが知られ、またLGSのなかにはWSの既往を有する例も多い。そこで両者に共通する病態生理学的基盤の存在が想定され、年齢依存性てんかん性脳症と称される疾患概念の中核疾患として認識されている。著者らはWS、LGSの睡眠覚醒リズムの経年的変化を検討した[20]。

対象はWS6名、LGS6名（表1）で、発作抑制が容易で1年以上再発のない良好群4例（WS1～3、LGS1）と、ACTHを含む各種抗痙攣剤の使用にもかかわらず発作抑制が不良な不良群8例（WS4～6、LGS2～6）の2群に分けて検討した。なお全例1～4種の抗痙攣剤を服用している。

養育者によって最低3年間連続記録された睡眠日誌で、夜間の睡眠開始時刻、朝の起床時刻、夜間の睡眠時間、昼間の睡眠時間、1日の総睡眠時間、昼間の睡眠の回数の6項目を検討した。そしてWS、LGS以外の小児てんかん患者127名から得られた年齢相当の対照睡眠日誌から得た値と比較し、その平均値±2標準偏差を超える値を年間1ヵ月以上呈した場合には、その年のスコアを1とし、それ以外の場合には0とした。そしてスコアの6項目での総計（最大6）をその患者のその年のスコアとした。

スコアの経過を図7、8に示す。予後良好群（図7）のなかのWS3例はいずれも初回発作から6ヵ月以内に発作は抑制された。一方LGS1の発作は抑制までに初回発作出現から3年を要した。しかし4例ともスコアは加齢とともに減少し、2～4年を要したものの全例でスコアは最終的には0となった。一方、予後不良群8例（図8）では、観察期間内にスコアが0に至った例はなく、逆に

表1　患者のプロフィール

患者	性別	診断	痙攣発作初発年齢	既往歴
予後良好群				
WS 1	女	ウエスト症候群	5ヵ月	（—）
WS 2	男	ウエスト症候群	6ヵ月	新生児仮死
WS 3	男	ウエスト症候群	1歳4ヵ月	（—）
LGS 1	男	レノックス-ガストー症候群	3歳3ヵ月	（—）
予後不良群				
WS 4	女	ウエスト症候群	1ヵ月	新生児仮死
WS 5	男	ウエスト症候群	1歳	（—）
WS 6	女	ウエスト症候群	8ヵ月	小頭症
LGS 2	男	レノックス-ガストー症候群	3歳11ヵ月	（—）
LGS 3	男	レノックス-ガストー症候群	1日	新生児仮死
LGS 4	女	レノックス-ガストー症候群	8ヵ月	結節性硬化症
LGS 5	男	レノックス-ガストー症候群	5ヵ月	結節性硬化症
LGS 6	男	レノックス-ガストー症候群	7ヵ月	化膿性髄膜炎

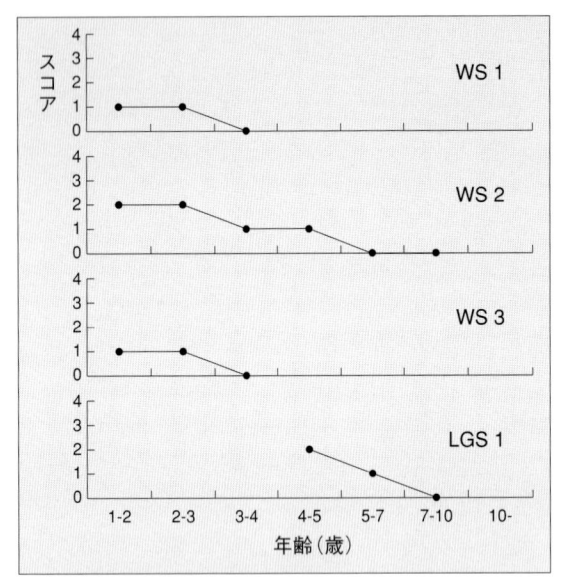

図7 予後良好例の睡眠覚醒リズムにかかわるスコアの経時的変化
全例でスコアは0になっている。

5例ではスコアは増加し、このような例ではその後てんかん発作の悪化も観察された。
　てんかん発作が睡眠覚醒リズムに影響することは明らかと考えられた。ただし、予後不良例でも発作出現が一日のなかの特定の時間帯に生じることが、例えば起床時刻の遅延あるいは昼間の睡眠回数の増加といった特定のタイプの睡眠覚醒リズム異常を示すわけではなかった。発作が難治であることが、特定の型ではないものの、睡眠覚醒リズム障害をもたらすと考えられた。Konishiら[19]の報告とは異なり、著者らの検討では、予後良好例においても睡眠覚醒リズムの改善には発作抑制後2～4年を要した。WS、LGSにおける睡眠覚醒リズム障害が他の型のてんかんに比し、より重篤であることの反映と考えた。
　著者らはこれまでWSとLGSでのREM睡眠期のオトガイ筋の一過性筋放電の異常を報告してきた[21,22]。REM睡眠期のオトガイ筋の一過性筋放電の出現には、脳幹部のモノアミン神経系の活動が関与している。また前項でも述べたように、モノアミン神経系は睡眠覚醒リズムの構築にも深いかかわりを有している可能性がある。生物時計が存

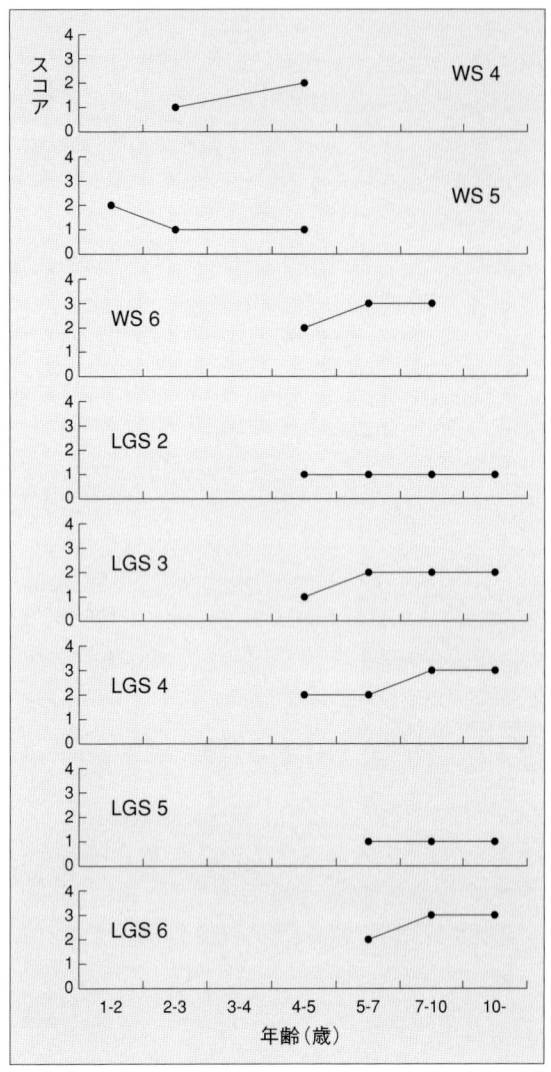

図8 予後不良例の睡眠覚醒リズムにかかわるスコアの経時的変化
全例でスコアは0にならない。

在する視交叉上核は、脳幹部のモノアミン神経系と直接あるいは間接に密接な線維連絡がある[17]。WS、LGSにおいてはこの線維連絡に何らかの障害が存在する可能性を想定した。
　Bruniら[23]は10名の小児結節性硬化症患者の睡眠ポリグラフィ所見から、発作が抑制されていない患者では、抑制されている患者よりも睡眠構築の乱れが大と報告している。しかし、彼らは睡眠覚醒リズムの著明な乱れは10人中1名で観察して

いるのみであり、この1名は重篤な精神遅滞を呈している患者であったと報告している。精神遅滞はLGSに必発する所見で、ここで紹介した著者らの検討に含まれた6名も全例精神遅滞を合併していた。そして予後良好群にはLGS例は1名含まれていたのみであった。睡眠覚醒リズム障害の発現には、てんかん発作のみならず、精神遅滞の有無も相当な関与をしていることが想定された。

重度脳障害者

5名の重度脳障害者の睡眠について睡眠覚醒リズムと睡眠ポリグラフィ所見を検討した[24]。5名（表2）は乳児期に広範な脳損傷を受け、調査時点の年齢は1～17歳、全員四肢麻痺で痙性または強剛痙縮を呈し腱反射は亢進、自発運動は乏しく、痛み刺激への反応もごく軽微であった。全員抗痙攣剤を投与されていたが、年に2～3回の短時間の強直発作をきたす症例2を除いて、痙攣は年余にわたり認めていない。

症例1～3の頭皮上脳波は電気的に等電位であった。症例4、5では少量のθ波あるいはδ波の出現をみた。頭部CT（図9）では全例両側の大脳半球は広範な低吸収域となり、視床、大脳基底核、脳幹、小脳が他の部位に比較して高吸収域として描出されている。症例3を除いては行動から睡眠覚醒の判別（睡眠：閉眼）が可能であった。

看護者の記録に基づく症例1、2、4、5の睡眠日誌を図10に示す。症例1、2は昼夜を問わず、繰り返し睡眠と覚醒が出現、明確なサーカディアンリズムを認めなかった。症例3については覚醒、睡眠の明確な識別はきわめて困難であった。一方、症例4、5は、まとまって睡眠に陥る時間帯があり、睡眠・覚醒のサーカディアンリズム（症例4ではウルトラディアンリズム？）を認めた。大川は前者のような睡眠覚醒パターンを全日型睡眠、後者を集合型睡眠と称した[25]。大川は、全日型睡眠を呈した例のなかには体温のサーカディアンリズムが失われた例やコルチゾールのサーカディアンリズムが失われた例はあるものの、両者のリズムいずれもが失われた例はなかったと報告し、また集合型睡眠を呈した6例中では5例で体温とコルチゾールのサーカディアンリズムは両者とも保たれていたとも報告している。さらに大川は、全日型睡眠を呈する症例の頭部CT所見の特徴について、左右の大脳半球の著しい低吸収域をあげているが、これは自験例と一致した。

アンジェルマン症候群：抗ヒスタミン剤の有効例

アンジェルマン症候群は重篤な睡眠覚醒リズム障害を合併することが知られている。ここでは両親の了解を得て抗ヒスタミン剤であるシプロヘプタジン（Cy）（ペリアクチン®）を投与し、睡眠覚醒リズム障害改善を得た症候群例を2例紹介する[26]。効果判定は両親の記録した睡眠日誌分析によった。

1. 症例1（図11）

12歳9ヵ月男児。染色体FISH法にて15q11-13欠失あり。家族歴には特記すべきことなし。1歳時ミオクローヌス、強直痙攣発作出現、脳波では2.5～3Hz全汎性棘徐波、多発性部分棘（徐）波、

表2 患者のプロフィール

症例	性別	検査時年齢	診断	受傷時年齢
1	女	9歳	ライ症候群後遺症	8ヵ月
2	女	17歳	ライ症候群後遺症	11ヵ月
3	男	1歳	細菌性髄膜炎後遺症	14日
4	男	13歳	硬膜下血腫後遺症	3ヵ月
5	女	11歳	細菌性髄膜炎後遺症	17日

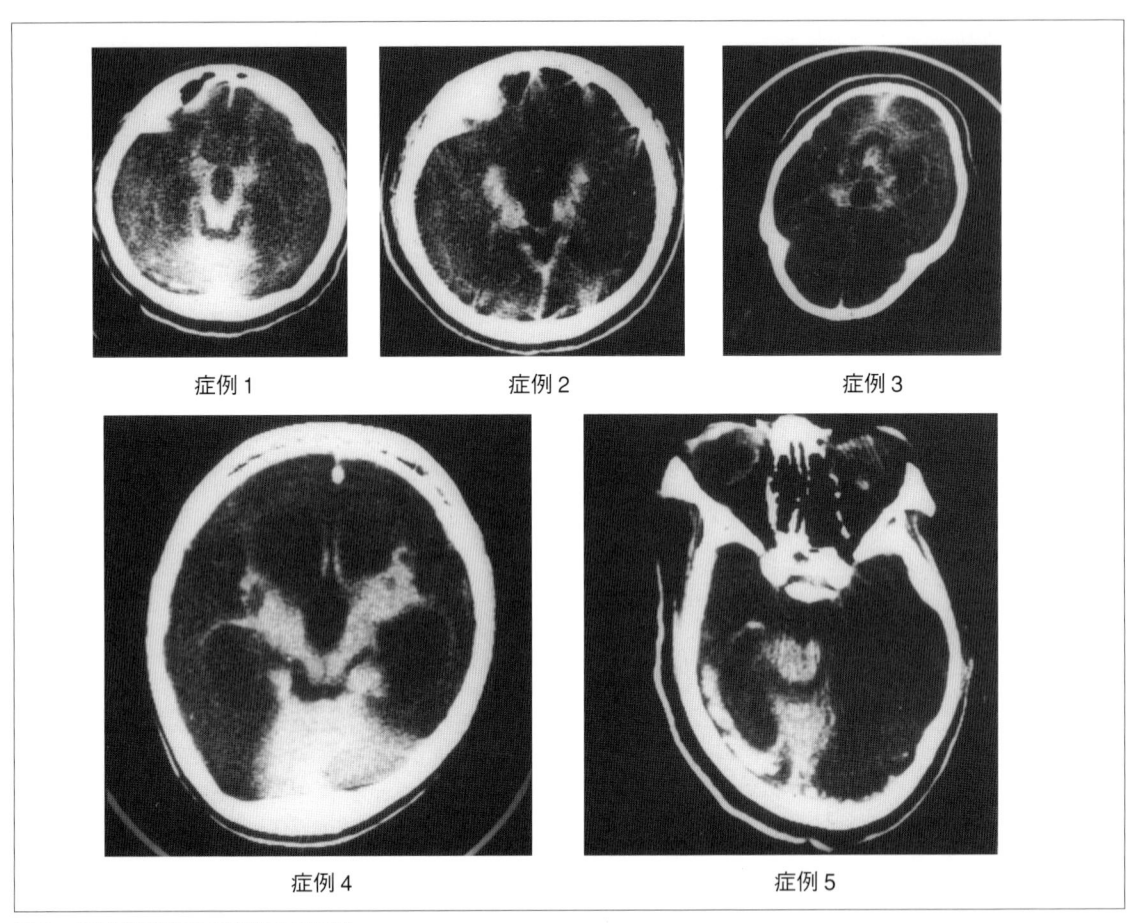

図9　重度脳障害者の頭部CT所見

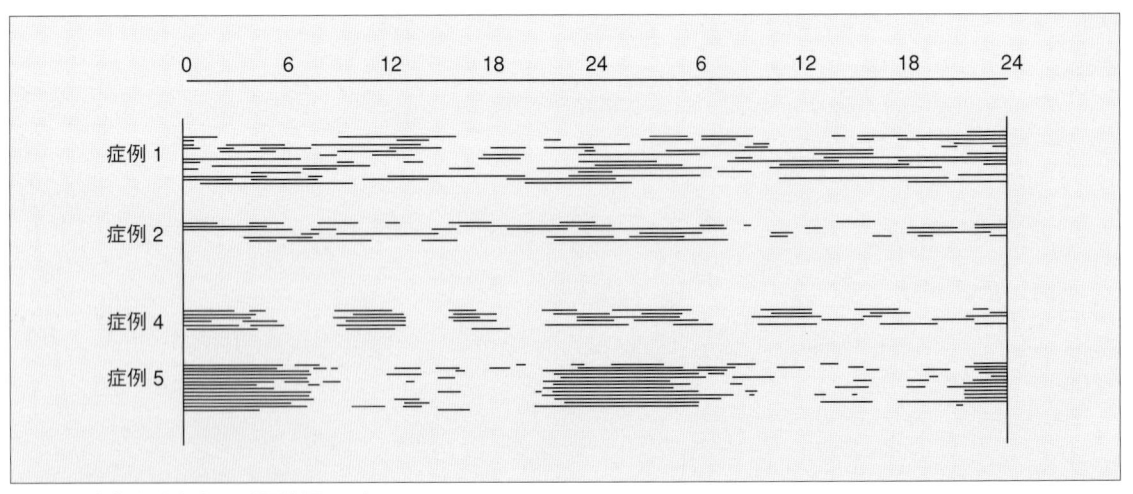

図10　重度脳障害者の睡眠覚醒リズム

頭部CT・MRIでは軽度脳萎縮を認めた。薬剤抵抗性のてんかん、中等度～重度精神発達遅滞、失調性歩行、四肢協調運動障害も明らかとなってきた。幼児期より痙攣悪化前後に夜間不眠を生じていたが、ここ数年は夜間入眠時刻の遅延と昼間の不規則な昼寝がしばしば誘因なく出現、半徹夜状態もときおり出現していた。クロナゼパム、バルプロ酸、ゾニサミド、L-ドパ服薬中には一時フリーランも出現した。11歳ごろ感冒時にCyが睡眠誘導に有効と判明（図11B）、ときおり、臨時に服薬していたが、11歳8ヵ月よりCy 2.5mg（0.07mg/kg）18時連日投与と、昼間の活動性を高めることで安定している（図11C）。

2. 症例2（図12）

5歳7ヵ月男児。染色体FISH法にて15q11-13欠失あり。家族歴には特記すべきことなし。10ヵ月時にミオクローヌスが出現、バルプロ酸、クロナゼパムが開始された。重度精神運動発達遅滞を呈し、5歳時失調性歩行も出現した。覚醒脳波では高振幅 $\delta \sim \theta$ burstに加え、前頭-前側頭部棘（徐）波を認め、頭部MRIでは軽度脳萎縮を認めた。睡眠覚醒リズムは、入眠時刻の変動、夜間中途覚醒や睡眠持続困難（入眠後3～4時間ですぐ覚醒する短眠）など非常に不規則で、しばしば徹夜状態となった。治療はビタミンB_{12}無効、ジアゼパムおよびトリクロリールシロップでは少量でも眠気過剰となり中止となった。メラトニン1～3mg投与にて入眠しやすくなったが、深夜中途覚醒は出現した（図12A、B）。しかしCy 0.1mg/kg 20時の追加投与でリズムはより改善した（図12C、E）。

3. 考察

脳内ヒスタミンニューロンは視床下部後部の乳頭体にのみ存在し、その線維は全脳・脊髄に投射し、覚醒をもたらす。一般に抗ヒスタミン剤はヒスタミンの覚醒作用に拮抗することで眠気をもたらす。今回の検討では、Cyは入眠しやすさと、睡眠の持続性の延長をもたらした。Cyは中枢作用として抗ヒスタミン作用（ヒスタミンH_1受容体拮抗作用）以外に、抗セロトニン作用（5-HT_{2A}受容体拮抗作用）がある。本報告でみた睡眠障害改善作用がどちらに基づくのかは現時点では断定できない。

アンジェルマン症候群の睡眠障害については、夜間睡眠中のREM期は減少または正常であるとの報告や、中途覚醒増加などの報告がある一方で、日常行動上の指導にジフェンヒドラミン投与を加えることで睡眠覚醒リズム障害が改善し、薬剤中止後もリズム改善が持続したとの報告がある[27]。Cyやジフェンヒドラミンの有効性は、アンジェルマン症候群がこれらの関与する神経機構の障害をもつ可能性を示唆し、また、行動面からのアプローチという環境因子で睡眠覚醒リズムが改善したことは、アンジェルマン症候群は環境要因に左右される神経系に障害をもつことを示唆している。

症例2ではメラトニンが睡眠覚醒リズムに一定の効果をもたらした。しかしメラトニン投与のもとでも定刻の早朝覚醒と、それに続く再入眠というリズムは持続した。この現象は時刻依存性が明らかで、REM睡眠と関連する現象と考えられた。Cy投与後にはREM睡眠の出現が安定化し、睡眠覚醒リズムが改善したと考えられる。

今回提示したアンジェルマン症候群2例では、睡眠覚醒リズム障害の治療に、日光を利用し、日中の活動性を極力高めることを基本に据えたうえで、眠前2時間ごろにCyを投与することが有用であった。Cyについては現時点では長期使用に伴う明らかな副作用の報告はない。ただし最近Cyではないものの、H_1受容体拮抗薬の投与時にラット扁桃核キンドリングモデルでキンドリング進展効果があったとの報告があった[28]。長期使用に際しては一定の注意を今後は払う必要はある。

その他 [29～31]

精神遅滞を有する小児では約80%の児が睡眠覚醒リズム障害を呈するという報告がある。また睡眠潜時の延長、夜間覚醒の増加、夜間睡眠の減少、

詳細な睡眠覚醒リズムと睡眠率
― Cy

A.

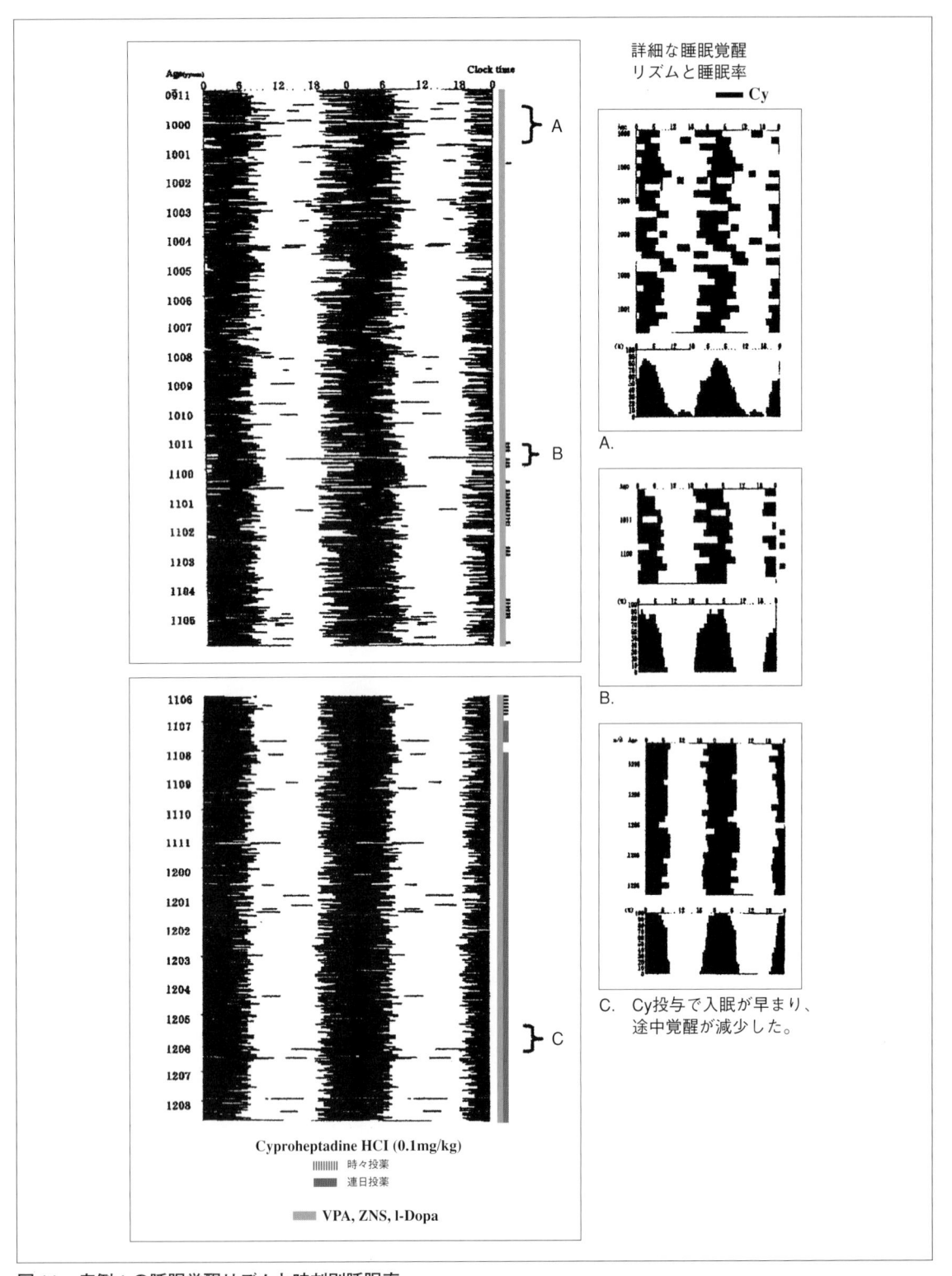

B.

C. Cy投与で入眠が早まり、途中覚醒が減少した。

Cyproheptadine HCl (0.1mg/kg)
||||||||| 時々投薬
■ 連日投薬

■ VPA, ZNS, l-Dopa

図11　症例1の睡眠覚醒リズムと時刻別睡眠率

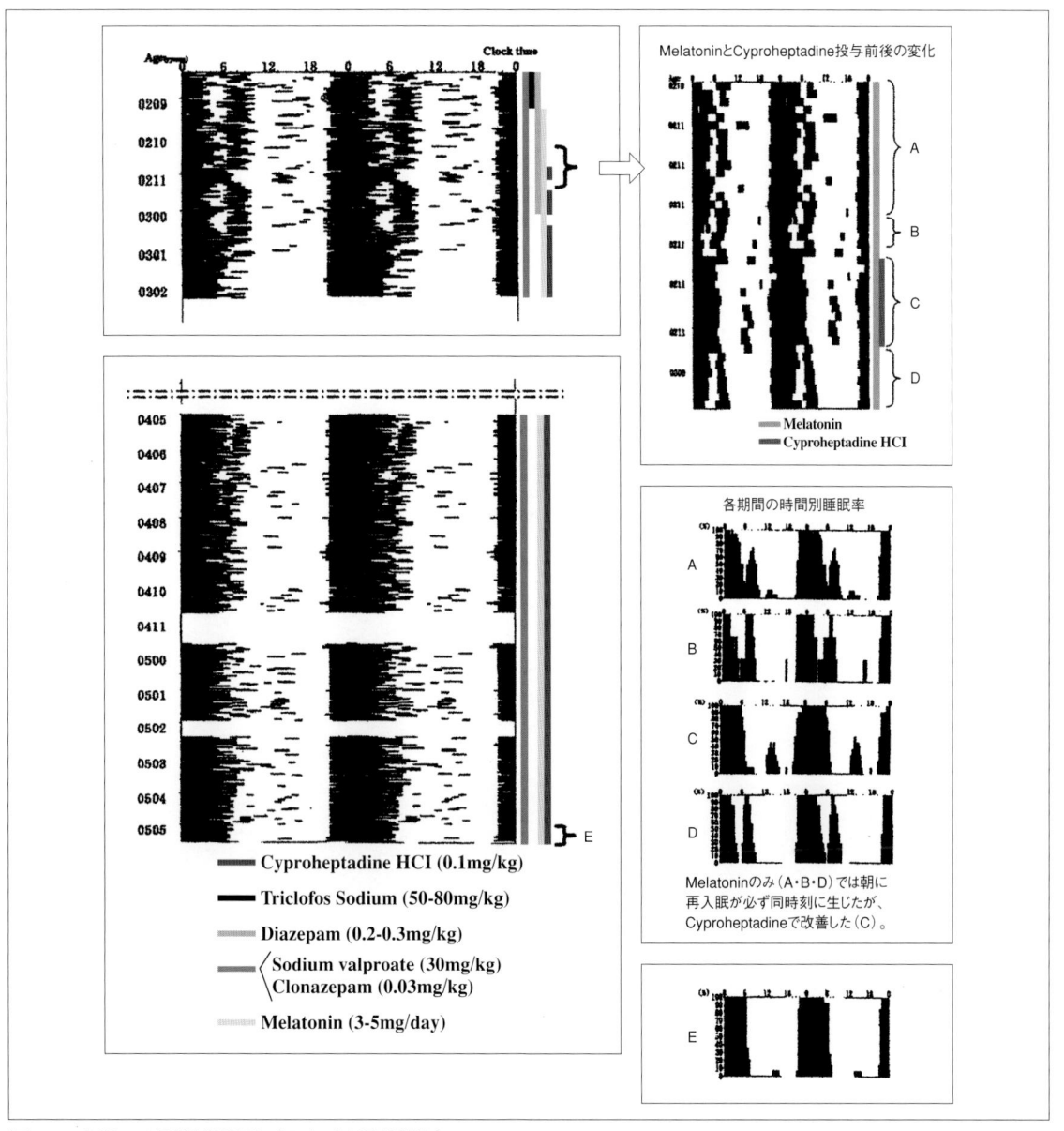

図12 症例2の睡眠覚醒リズムと時刻別睡眠率

早朝覚醒は特に年少の自閉症での特徴的な所見といわれている（文献3を参照）。

レット症候群では就床時刻や起床時刻が不規則なこと、日中の睡眠が多いことが知られている。レット症候群のリズム障害は小児期後半にも認め、夜間の睡眠や昼間の覚醒度の改善にはメラトニンが効果的という[29]。

田中ら[30]は障害児療育の場では、睡眠覚醒リズムの改善によって、その直接的な効果のみならず、ここでも取り上げたてんかん発作の減少、さらにおそらくは交感神経系の過興奮からもたらされる消化管運動の障害（イレウス、便秘）、過度の筋緊張亢進といった障害児に随伴する諸症状の改善についても期待できることを指摘している。そして田中らは睡眠覚醒リズムの治療にメラトニン内服あるいはこれに高照度光療法を併用することで

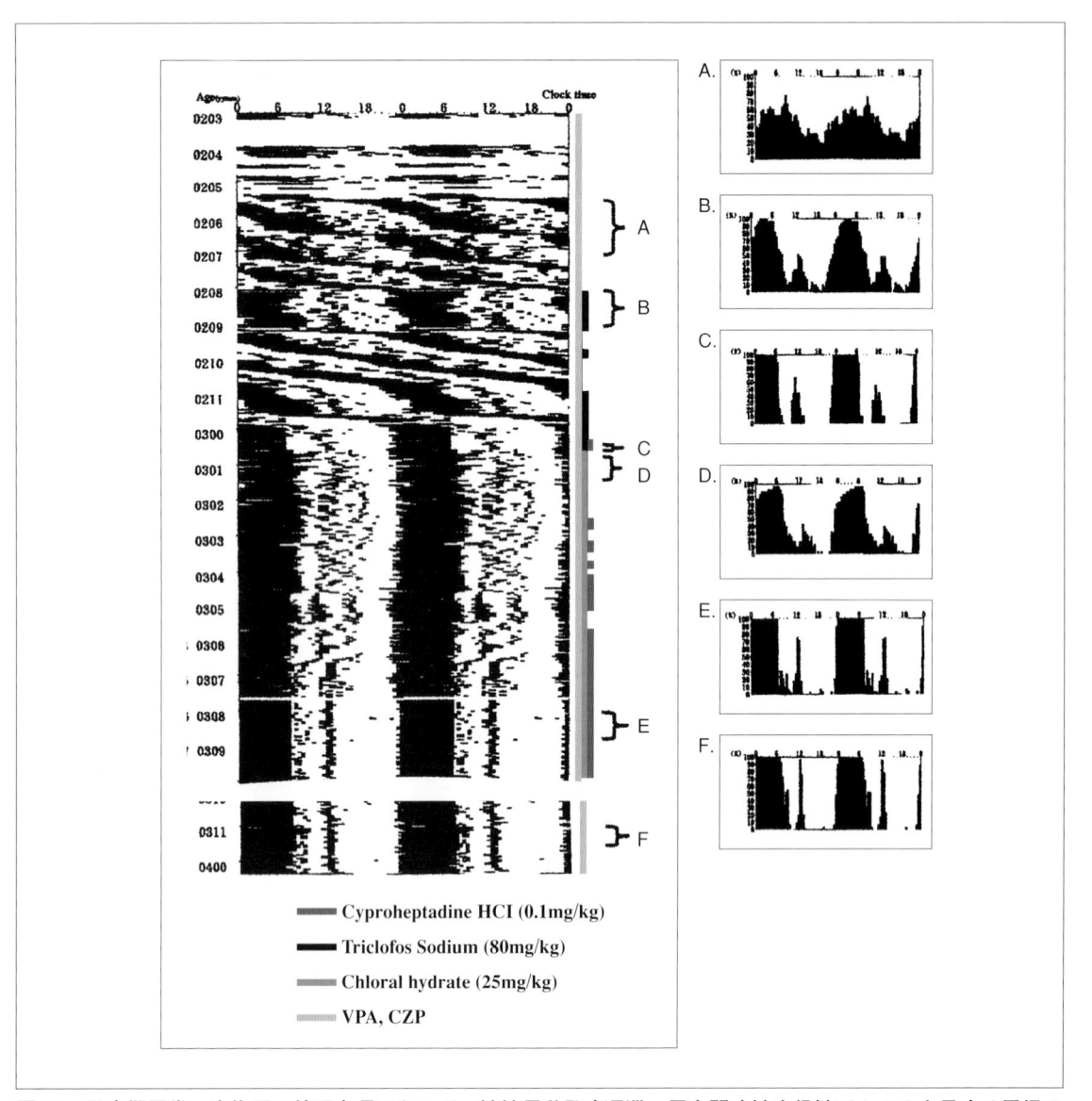

図13 周産期異常、家族歴に特記事項はないが、精神運動発達遅滞、局在関連性症候性てんかんを呈する男児の睡眠覚醒リズムと時刻別睡眠率

経過：7ヵ月無熱性強直性痙攣出現。脳波にて頭頂部～全汎性棘徐波あり、VPA投与開始。定頸10ヵ月、おすわり15ヵ月、四つ這い15ヵ月、独歩2歳。4歳時にも有意語なく走行不能、周囲への関心・反応乏しく、視線が合いにくいなどの自閉傾向あり。軽度内斜視あり。神経学的には筋緊張の軽度低下と上下肢協調運動拙劣があるが、その他明らかな異常所見なし。検査：染色体・各種代謝異常検査異常なし。ABR・VEP・SEP・NCV：明らかな異常なし。頭部MRI：明らかな異常所見なし。睡眠障害：1歳10ヵ月ごろより誘因なく入眠時刻が遅くなり昼夜が逆転することが出現。2歳（1996年10月）ごろはほぼフリーランするようになった。2歳5ヵ月ごろ睡眠表記録開始（A）。その後、生活指導の強化に加えて、Tr再開でやや改善（B）、Cy（0.15mg/kg）追加でさらに睡眠覚醒リズム改善（C）、chloral hydrate（Ch）（25mg/kg）連日投与でも部分的有効（D）。ただし睡眠率からみると、Cが最も良好な状態であった。入眠遅延のときのみのCy追加服薬の後、3歳6ヵ月より入眠時刻2時間前のCy約3ヵ月間連続服薬。睡眠覚醒リズムが長期に安定化（E）したため、その後1ヵ月間でCyを漸減。3歳10ヵ月（1998年8月）バルプロ酸、クロナゼパム以外の薬剤は中止した（F）。

効果をあげている。小児科領域でメラトニンが効果的であった例として、発達障害児の睡眠覚醒リズム障害の報告が多いが、視覚障害を伴う例や、自閉症を伴う例での効果も報告されている[31]。著者らは、一時フリーランも呈した精神発達遅滞児で、先にアンジェルマン症候群の項で述べた抗ヒスタミン剤（ペリアクチン®）が睡眠覚醒リズムの改善に奏功した例（図13）を経験した[26]。メラトニン、高照度光療法に加え、本剤も睡眠覚醒リズム障害に対しては、試みる価値があろう。

現代のリズム異常──「遅寝」

人間は昼行性の哺乳類であるにもかかわらず、日本では社会の24時間化を何の疑問もなく受け入れ、無防備な子どもたちは24時間社会にさらされる結果となった。日本では、子どもたちが眠るにきわめて不適切な環境を大人たちが作り上げたといえる。24時間社会は人類史上未曾有の環境であり、今眠りを奪われた子どもたちの将来にどのような影響がでるのか、実はまだ誰にもわかってはいない。

現代日本の子どもたちの生活リズムの現況分析

日本人の就寝時刻は着実に遅くなり、この傾向は子どもたちの間にも急速に進行している。3歳児の睡眠に関する著者の調査結果によると、平成11年の夏、東京都N区での平均就寝時刻は午後9時39分、平均起床時刻は午前7時31分、そして43.8％の子どもたちの就寝時刻が夜10時以降であったが、平成11年から12年にかけての埼玉県S市では、平均就寝時刻は午後9時44分、平均起床時刻は午前7時48分、そして就寝時刻が夜10時以降の3歳児の割合は49.6％となっている。日本小児保健協会の調査でも夜10時以降に就寝する3歳児の割合は昭和55年が22％、平成2年が36％、そして平成12年が52％となっている。子どもたちの「遅寝」は急速かつ着実に進行している。

1990年の冬（6月）のオーストラリアでの25～38ヵ月児の64.4％の就寝時刻は午後6～8時、30.7％が午後8～10時で、就寝時刻が午後10時以降の児は4.1％のみである。1999年に著者が私的にオーストラリアのシドニーの睡眠研究者から得た情報もほぼ同様で、1990年の数字には現在も大きな変動はないと考えられる。1991年のフランスの3歳児の平均の就寝時刻は午後8時00分、平均起床時刻が午前7時18分、2000年の米国にも36ヵ月児の平均就寝時刻が午後9時11分、平均起床時刻が午前7時5分という報告があり、日本の子どもたちの遅寝遅起きが際立つ[32]。

1998年の東京都養護教諭研究会の調べによると、小学校4年生から中学3年生までどの学年でも体調不良を訴える児童生徒が約6割おり、そのうち約60％の児童、生徒が「睡眠不足」を自覚、そのなかで就寝時刻が深夜0時以降の割合は小学校4年生で8.0％、5年で12.8％、6年で19.6％、中学1年で43.2％、2年で67.1％、3年で81.0％であった。1983年度に体調不良を訴えた児童生徒のなかでの「今の生活にあてはまるもの」でも全学年で第1位は睡眠不足であったが、この項目を選択した小中学生の割合は約4割であった。15年間で睡眠不足を訴える子どもたちの割合が約1.5倍に増えたことになる。さらに睡眠不足の自覚のある子どもたちの就寝時刻について1983年度と比較すると、12時以降の就寝が小学生で4.5倍、中学生で2.7倍に増えている。注目すべきは夜ふかしの理由で、日本学校保健会の1998年度版調査によると、「なんとなく」あるいは「家族が起きているから」という理由が上位を占めている。大人が子どもたちにとって眠りにくい環境を提供している現状の反映と考えられる。

遅寝の問題点（図14）

「遅寝」をする乳幼児でも見た目には明らかな異常を認めない。そこで帰宅時間の遅い養育者と

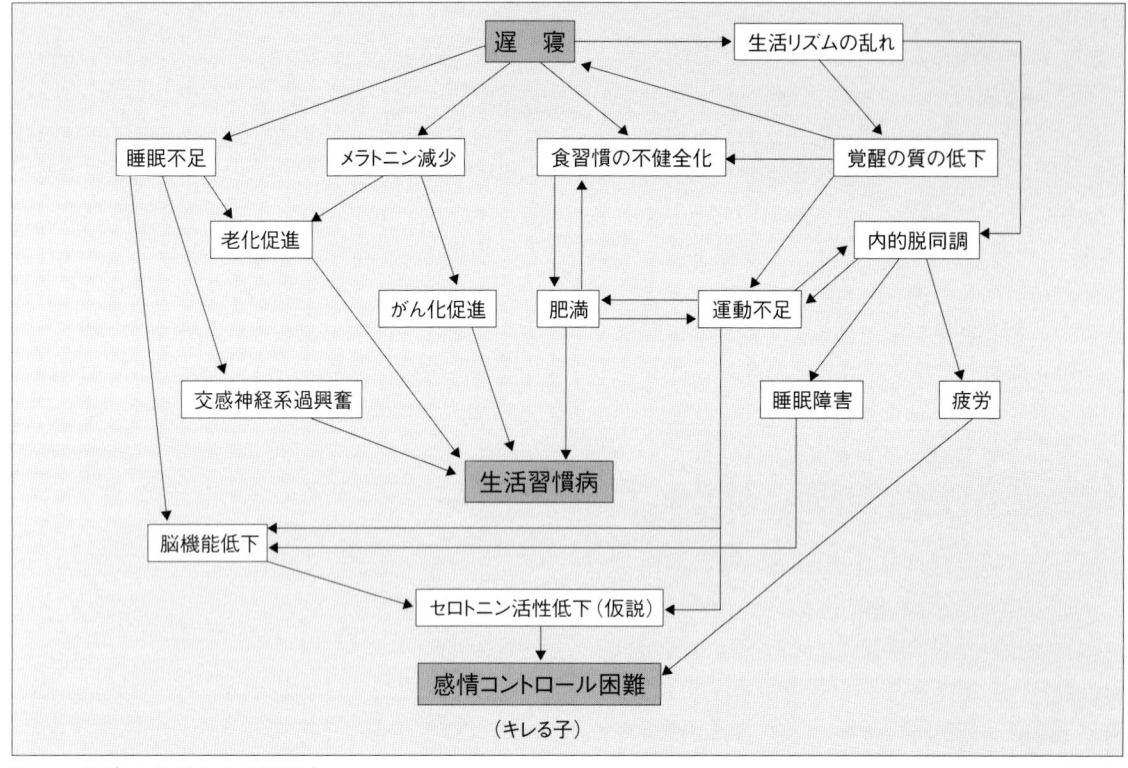

図14 遅寝から派生する問題点

のスキンシップを重視する立場から、乳幼児の「遅寝」を容認する有識者の助言もみられる。しかし「遅寝」が発達過程にある乳幼児の体内環境、高次脳機能に及ぼす影響に関する実証的な検討は乏しい。以下「遅寝」の問題点を考える。

1．睡眠時間の減少

小中学生の場合、彼らは通学しているわけで、「遅寝」は当然睡眠時間減少に直結する。同様のことは幼稚園あるいは保育園に通園している幼児にも言える。それでは遅起きが許容されるはずのより年少の乳児ではどうであろう。著者の東京都N区での調査では、夜11時以降に就寝する1歳6ヵ月児の昼寝も含めた1日の総睡眠時間は平均11.2時間で、夜9時前に就寝する児の平均12.8時間よりも有意に約1時間短縮していた。同様のことは3歳児でも、さらには埼玉県S市での調査でも同様に確認された[32]。乳幼児であっても、「遅寝」による睡眠負債は遅起きや昼寝では代償されないのである。すなわち「遅寝」は睡眠時間の減少に直結するわけで、これが「遅寝」の第1の問題点である。

なお睡眠時間減少は成人ではストレス、交感神経系の活動の高まりから高血圧、耐糖能低下を招き、老化過程を促進させる[33]。小中学生でも睡眠時間が標準よりも少ない児では睡眠時間が標準よりも多い児よりも血圧が上昇すること[34]や、睡眠時間の減少で課題遂能力が低下すること[35]も実証されている。

2．夜間の光環境

1）生物時計の位相遅延

周期25時間の生物時計を周期24時間の地球時間にリセットするに際し、最も大きな影響を与える因子が朝の光で、このほか食事や社会環境も影響する。光の生物時計への影響では、最低体温直

後の光（朝の光）は位相を前進させる作用があり、最低体温直前の光（夜中の光）は位相を後退させる作用がある。すなわち夜間の明るい光環境は、周期25時間の生物時計の周期をさらに延長させる可能性がある。

2）メラトニン分泌抑制

メラトニンは暗期に分泌され、光によりその分泌が抑制される。夜間の明るい環境がメラトニン分泌を抑制することが危惧される。そこで「夜の就床時刻が遅くなるにつれ、夜間の受光量が増し、メラトニン分泌が抑制される」との仮説を立て、著者は東京都のA保健所の協力を得て3歳児で就床時刻と唾液中メラトニン濃度との関連を予備的に調査した。42名の協力が得られ、この42名に1週間の睡眠日誌記録、ならびにこの期間中に3回の起床時の唾液採取を依頼した。

検体量不足例、就床あるいは起床時刻の記載がなかった例を除き、41名から得た109検体で唾液中のメラトニン濃度を検討した。109検体中81検体ではメラトニン濃度は感度以下であった。

メラトニンが測定できた28検体（13名より採取）とメラトニン濃度が感度以下であった81検体で就床時刻と起床時刻を比較した。それぞれの測定前夜の平均就床時刻はメラトニン濃度が測定できた検体で21時30分、測定感度以下であった検体で21時41分と有意差を認めなかったが、平均起床時刻に関してはメラトニンが測定できた28検体が午前7時36分、測定感度以下であった81検体が8時00分と、メラトニン濃度が測定感度以下の低値であった検体で起床時刻が遅い傾向（$0.05 < p < 0.1$）を認めた。ただしメラトニン濃度は生理的にも夜間にピークを迎えたあと次第に低下するので、この結果は単に起床時刻の遅れを反映したものである可能性がある。

次にメラトニン濃度測定が可能であった28検体で唾液採取前夜の就床時刻、唾液採取当日の起床時刻と唾液中メラトニン濃度との関連を検討した。前夜の就床時刻が夜22時前の16検体の平均メラトニン濃度（6.3 pg/ml）は22時以降の12検体の平均濃度（4.8 pg/ml）よりも高い傾向（t検定、$0.05 < p < 0.1$）を認めたが、起床時刻が朝7時30分前の13検体（平均唾液中メラトニン濃度5.6 pg/ml）と7時30分以降の15検体（5.7 pg/ml）との間には平均唾液中メラトニン濃度に有意な差を認めなかった。予備的な調査段階ではあるが、就床時刻の遅延が唾液中メラトニン濃度を低下させる傾向があると判断した[36]。

メラトニンには抗酸化作用や性腺抑制作用があり、一生のうちで1～5歳のころに最も多量に分泌される[12]。本来多量に分泌されるべき時期に、メラトニン分泌が抑制されたその影響についてはまだまだ十分な検討は行われていない。今後の重要な研究課題と言える。

3. 内的脱同調

朝の光を浴びることなく生物時計のリセットを怠ると、生体リズムはフリーランを呈する。フリーランの持続は生理現象相互の関係を本来あるべき関係とは異なる状態にしてしまう。この状態を内的脱同調と呼ぶ。内的脱同調は外的脱同調であるいわゆる「時差ぼけ」と同じ状態で、睡眠障害、疲労感、食欲低下、作業能率の低下などをもたらす。すなわち遅寝で生体リズムのリセットに重要な朝の光を浴びる機会をなくしていると、慢性の時差ぼけ状態を招く可能性が生じる。

4. 肥満、運動不足、体温

最近、遅寝あるいは少ない睡眠時間が、小児の肥満の危険因子であることが明らかにされた[37,38]。肥満はまた運動量の低下の原因にも結果にもなる。さらに遅寝の児で日中の活動量が早寝の児の場合よりも少ないという調査結果もある。昼間の活動量の低下は内的脱同調の症状とも言える。早寝が体温リズムにも影響し、昼間の活動性を高めることで睡眠覚醒・体温の両者のリズムが正常化することを伺わせる観察も報告されている。

5. 遅寝とセロトニン（文献39を参照）

日中のリズミカルな運動は咀嚼とともに、セロトニン神経系の活性を高める。脳脊髄液中のセロ

トニン代謝物（5-HIAA）低値と攻撃性・衝動性との関連については低セロトニン症候群としてまとめられ、5-HIAA低値が衝撃性のコントロールが低いことの指標となると指摘されている。

ラットの飼育ケージ内にマウスを侵入者として入れると、通常ラットはマウスを殺し食べる。この捕食攻撃行動はムリサイドと呼ばれ、セロトニン神経系の障害（中脳縫線核の破壊、セロトニン合成阻害薬投与）で高頻度に発現させることができる。そしてセロトニン線維含有組織の移植によりムリサイドは抑制されることから、セロトニン神経系がムリサイド遂行神経回路に抑制的に作用することがわかった。また、セロトニンの前駆物質であるトリプトファン欠乏食がヒトで攻撃性を増加させることも知られており、無理なダイエット、朝食抜き、ジャンクフード中心の食生活が、ヒトの攻撃性の増加に関与している可能性も考えられている。セロトニン神経系の活性低下と攻撃性との強い関連性が伺われる。

東京都立教育研究所が小学4年生〜中学3年生約2,300人を対象に行った調査で、イライラ感が高い子どもたちは、イライラ感が低い子どもたちに比べ、夜ふかし傾向（寝る時刻が夜中の12時を過ぎる）にあり、朝食をとらずに学校に行く傾向のあることが明らかにされた。

以上より、遅寝が内的脱同調、肥満を介して運動量の低下を招き、その結果セロトニン神経系の活性低下が生じ、イライラ感、攻撃性の増加をもたらすことが危惧される。

遅寝対策

以下の3点を強調したい。①子どもたちに適切な睡眠時間をとることができるように環境を整えるのは大人の責務であること。②生体リズムの調整に重要なことは朝の光を浴びること。③生活リズムの調整のポイントは早起きと昼間の活動量を増やすこと。なお生活リズムを整えようとすると、ともすれば「早寝早起き」と考え、まずは「早寝」からと思いがちだが、昨夜までの就寝時刻11時を急に9時にすることは難しい。まずは早起き、そして朝の光、さらに昼間の活動という手順が受け入れやすい。

このような観点から、著者は最近「子どもの早起きをすすめる会」を結成した。興味ある方はホームページにアクセスしていただきたい（http://www.hayaoki.jp）。

なお、必要な睡眠時間には個人差があり、何歳なら何時間眠らないといけないという基準がないことは先にも述べた。日中の活動性が保たれていれば睡眠時間は足りていると考えてよい。

文　献

1) 橋本俊顕：睡眠リズムの発達の基礎．脳と神経 41:877-886, 1989.
2) Anders TF, Sadeh A, Appareddy V: Normal sleep in neonates and children. In Principles and Practice of Sleep Medicine in the Child. Ferber R, Kryger M(eds.), Saunders, Philadelphia, pp.7-18, 1995.
3) Kohyama J: Sleep as a window on the developing brain. Curr Probl Pediatr 28:69-92, 1998.
4) Kleitman N, Engelmann TG: Sleep characteristics in infants. J Appl Physiol 6:269-282, 1953.
5) Shimada M, Takahashi K, Segawa M, et al.: Emerging and entraining patterns of the sleep-wake rhythm in preterm and term infants. Brain Dev 21:468-473, 1999.
6) Nishihara K, Horiuchi S, Eto H, Uchida S: The development of infants' circadian rest-activity rhythm and mothers' rhythm. Physiol Behav 77(1):91-98, 2002.
7) Jenni OG, Deboer T, Tobler I, et al.: Development of the 24-H rest-activity rhythm in human infants. J Sleep Res 11 (Supple 1):111, 2002.
8) Montplaisir J: Disturbed nocturnal sleep. In Advances in Sleep Research. Vol. 3. Narcolepsy. Guilleminault C, Dement WC, Passouant P(eds.), Spectrum, New York, pp.43-56, 1976.
9) Jenni OG, Borbély AA, Achermann P: Sleep homeostasis in early human ontogeny. J Sleep Res 11 (Supple 1):110, 2002.
10) Kohyama J, Shimohira M, Iwakawa Y: Maturation of motility and motor inhibition in rapid-eye-movement sleep J Pediatr 130:117-122, 1997.
11) Guilleminault C, Leger D, Pelayo R, et al.: Development of circadian rhythmicity of temperature in full-term normal infants. Neurophysiol Clin 26:21-29, 1996.

12) Waldhauser F, Weiszenbacher G, Tatzer E, et al.: Alterations in nocturnal serum melatonin levels in humans with growth and aging. J Clin Endocrinol Metab 66:648-652, 1988.
13) Brandenberger G, Gronfier C, Chapotot F, et al.: Effect of sleep deprivation on overall 24h growth-hormone secretion. Lancet 356:1408, 2000.
14) Takeuchi H, Inoue M, Watanabe N, et al.: Parental enforcement of bedtime during childhood modulates preference of Japanese junior high school students for eveningness chronotype. Chronobiolo Int 18:823-829, 2001.
15) 瀬川昌也: 自閉症とサーカディアンリズム. 神経進歩 29:140-153, 1985.
16) Shimohira M, Iwakawa Y, Kohyama J: Rapid-eye-movement sleep in jittery infants. Early Hum Dev 66:25-31, 2002.
17) Chou TC, Bjorkum AA, Gaus SE, et al.: Afferents to the ventrolateral preoptic nucleus. J Neurosci. 22:977-990, 2002.
18) Hunt A, Stores G: Sleep disorder and epilepsy in children with tuberous sclerosis: a questionnaire-based study. Dev Med Child Neurol 36:108-115, 1994.
19) Konishi T, Masuko K, Naganuma Y, et al.: Flunitrazepam for sleep disturbance in children with intractable epilepsy. Brain Dev 17:69-72, 1995.
20) Iwakawa Y, Kohyama J: Sleep-wakefulness rhythm in child patients with West and Lennox syndromes. Neurobiol Sleep-Wakefulness Cycle 2:60-63, 2002.
21) 神山 潤: 点頭てんかんの責任病巣ならびに病態生理に関する神経生理学的研究. てんかん治療研究振興財団研究年報 12:23-29, 2000.
22) Kohyama J, Ohinata J, Hasegawa T: Disturbance of phasic chin muscle activity during rapid-eye-movement sleep. Brain Dev 23:S104-107, 2001.
23) Bruni O, Cortesi F, Giannotti F, et al.: Sleep disorders in tuberous sclerosis: a polysomnographic study. Brain Dev 17:52-56, 1995.
24) Kohyama J, Shishikura J, Nakano I, et al.: Sleep study on patients with severe brain damage-polysomnographical examination. Brain Dev. 1986 8:583-589, 1986.
25) 大川匡子: ヒトの睡眠・覚醒リズムの神経機序―重症脳障害児の生体リズムの観察およびCT所見と剖検所見に基づく検討. 神経進歩 29:346-365, 1985.
26) 下平雅之, 渡辺章充, 長谷川毅ほか: 睡眠障害3例の睡眠覚醒リズムの変化からみた抗ヒスタミン剤の有効性について. 脳と発達 31:S209, 1999.
27) Summers JA, Lynch PS, Harris JC, et al.: A combined behavioral/pharmacological treatment of sleep-wake schedule disorder in Angelman syndrome. J Dev Behav Pediatr 13:284-287, 1992.
28) Yokoyama H, Sato M, Iinuma K, et al.: Centrally acting histamine H1 antagonists promote the development of amygdala kindling in rats. Neurosci Lett. 217:194-196, 1996.
29) Nomura Y: Neurophysiology of Rett syndrome. Brain Dev 23 (Suppl 1):S50-57, 2001.
30) 田中肇, 伊藤淳一, 西條晴美ほか: 障害児の睡眠覚醒リズム障害―療育におけるその対応の重要性. 臨床小児医学 43:309-316, 1995.
31) 千葉康之: 小児におけるメラトニンの有用性. 小児科 42:223-233, 2001.
32) Kohyama J, Shiiki T, Ohinata-Sugimoto J, et al.: Potentially harmful sleep habits of 3-year-old children in Japan. J Dev Behav Pediatr 23:67-70, 2002.
33) Spiegel K, Leproult R, Van Cauter E: Impact of sleep debt on metabolic and endocrine function. Lancet. 354:1435-1439, 1999.
34) 藤内修二, 荒川洋一, 柳澤正義: 小児の血圧に影響する生活習慣―運動習慣, テレビ, 食生活など. 小児科診療 58:1961-1967, 1995.
35) Randazzo AC, Muehlbach MJ, Schweitzer PK, et al.: Cognitive function following acute sleep restriction in children ages 10-14. Sleep 21:861-868, 1998.
36) Kohyama J: Late nocturnal sleep onset impairs a melatoninshower in young children. Neuroendocrinol Lett 23:385-386, 2002.
37) Sekine M, Yamagami T, Hamanishi S, et al.: Parental obesity, lifestyle factors and obesity in preschool children: results of the Toyama Birth Cohort Study. J Epidemiol 12:33-39, 2002.
38) Sekine M, Yamagami T, Handa K, et al.: A dose-response relationship between short sleeping hours and childhood obesity: results of the Toyama Birth Cohort Study. Child Care Health Dev 28:163-70, 2002.
39) 神山 潤: 小児の睡眠を取り巻く諸問題. 精神医学 42:1309-1316, 2000.

(神山 潤)

Ⅲ．老年期

睡眠は加齢とともに変化し、高齢者では中途覚醒が増えるなど夜間睡眠の質が悪化することが知られている。ストレスや環境の変化に対する睡眠障害の発現も加齢とともに増大する。また日中の眠気も増加し、睡眠と覚醒のメリハリが乏しくなってくる。社会生活の変化や身体疾患の罹患率の増加、薬物の服用に伴う副作用や相互作用の影響など、さらにこの睡眠覚醒リズムの減弱化に拍車をかける。

ここでは高齢者にみられる生体リズムの特徴を述べ、このような変化を背景にした高齢者によくみられる概日リズム（サーカディアンリズム）障害について概説する。

高齢者の生体リズムと睡眠の特徴

生体リズムにはいろいろな周期を呈するものが知られているが、ここでは約24時間の周期をもつサーカディアンリズム、特に睡眠覚醒リズム、体温リズム、メラトニンリズムの3種類について取り上げ、これらのリズムの加齢変化や性差について言及する。サーカディアンリズムの指標にはその振幅、位相、周期が用いられる。なお、このような研究では、時計の手がかりのないフリーラン条件下での計測なのか恒常条件下であるのか、あるいは日常生活下での計測か、コンスタンルーチンの手法を用いたのか、条件により結果が変わるため測定条件を確認しておくことは、これらの生体リズムの特徴を把握するうえで非常に重要である。

白川ら[1]がまとめているサーカディアンリズムシステムのモデルを紹介すると、高齢者では発振機能の低下（視交叉上核）、同調機能の低下（感覚器の機能低下、環境変化）、カップリング機能の低下（脱同調）、出力系の低下（自律神経系、運動系など）が問題点としてあげることができる。

生体リズム

1. 睡眠覚醒リズム

起床時刻、就床時刻を睡眠日誌から、あるいはアクチグラフを用いた活動量から睡眠覚醒リズムをとらえることができる。Y県の幼児期～80歳代まで1,732名の睡眠の時間帯に関する疫学調査が最近報告されているが、図1に示すように加齢とともに起床時刻、就寝時刻が前進していることがわかる[1]。

中高年者の性差をみた研究では65～84歳まで800名のレイキャビク市周辺を含む地域に住む住民の質問紙法を用いた調査がある[2]。年齢や性別による睡眠覚醒リズムに差異はなかった。小林[3]も秋から冬にかけて日常生活下で男性61.2±2.0

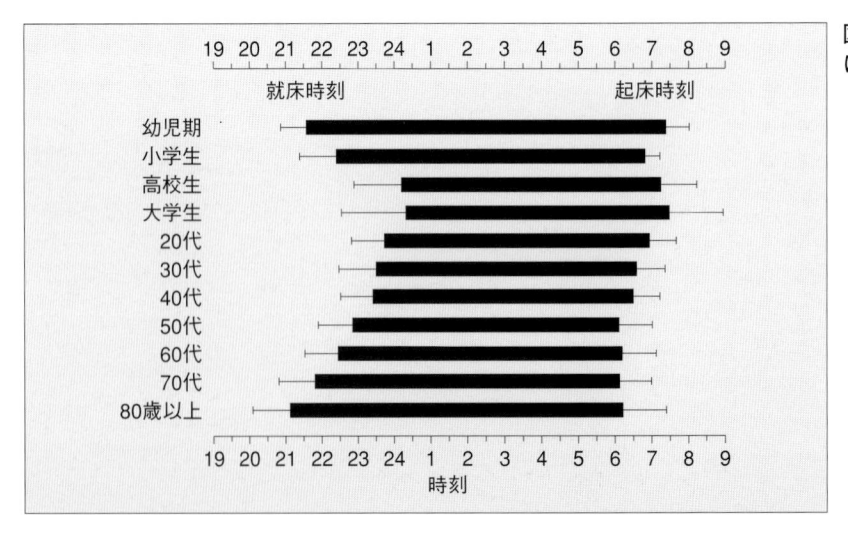

図1 就床・起床時刻の加齢による変化（文献1より）

歳、女性60.3±2.1歳の中高年者22名の休日の起床時刻、就寝時刻を調べ、男女差はなかったと報告している。一方Campbellら[4]は男性10名、女性12名（平均69.29歳）の睡眠日誌から、就床時刻には差がないものの起床時刻が女性で早いことを報告し、アクティグラフを用いた研究でもイギリスの50～70歳代の女性では早めに就床、入眠していた[5]。生物学的な差異か、あるいは社会生活による影響なのかは、これらの研究から判断することは難しい。

2. 体温リズム

19～78歳の51名の男女について、携帯型の装置を用いて日常生活下で直腸温リズムを計測したところ[1]、加齢とともに頂点位相が前進し、特に女性でより前進していた。また振幅も加齢とともに低下し、男性でより顕著であった。同様の検討をCampbellら[6]も環境条件を変えて行った。中高年者（40～84歳）60名の体温リズムの測定を行い、男性では女性に比べてやはり振幅は有意に低いという結果であった。なお、男性ではリズムの振幅にこの年代間での加齢変化が認められないのに対して、女性では40歳代から80歳代にかけて年齢とともに有意に振幅が低下するという所見をとらえた。この実験では、高齢者は日中は通常の活動を行い、夜は実験室に泊まり自分の好む時間帯に就床していた。

先の中高年者22名の自宅における休日の検討では[3]、起床時刻、就寝時刻に性差はなかったものの体温リズムの最低値位相は女性で前進していた。また、振幅に差はなかったが体温リズムの規則性は女性でより安定していた。さらに年齢が進むとこの差は大きくなる。平均69.29歳の高齢者22名が自宅における通常の生活下で平均5日間の直腸温測定を行い、平均値には変化がないものの女性で振幅が大きくなる傾向があり、頂点位相はやはり前進していた（14時35分：15時50分）[4]。Moeら[7]も環境条件を一定にして実験室内で計測したところ、女性17名（67.4歳）、男性14名（64.5歳）の36時間の直腸温測定では、平均値に差はないものの女性で有意に振幅が大きく、頂点位相が前進していた（15.63：16.45）。

なお、高齢者ではカップリング機能の低下が指摘されているが、入眠から体温リズム最低値出現

図2 睡眠覚醒リズムと体温リズムの加齢変化（文献1より）
20～78歳の男女24名のアクティグラフによる睡眠覚醒スケジュールと体温リズムをもとに作成。高齢者は睡眠リズム、体温リズムは前進し、前進率は体温リズムのほうが大きい。また体温リズム振幅は低下し、昼寝の出現により活動リズムも振幅が低下。

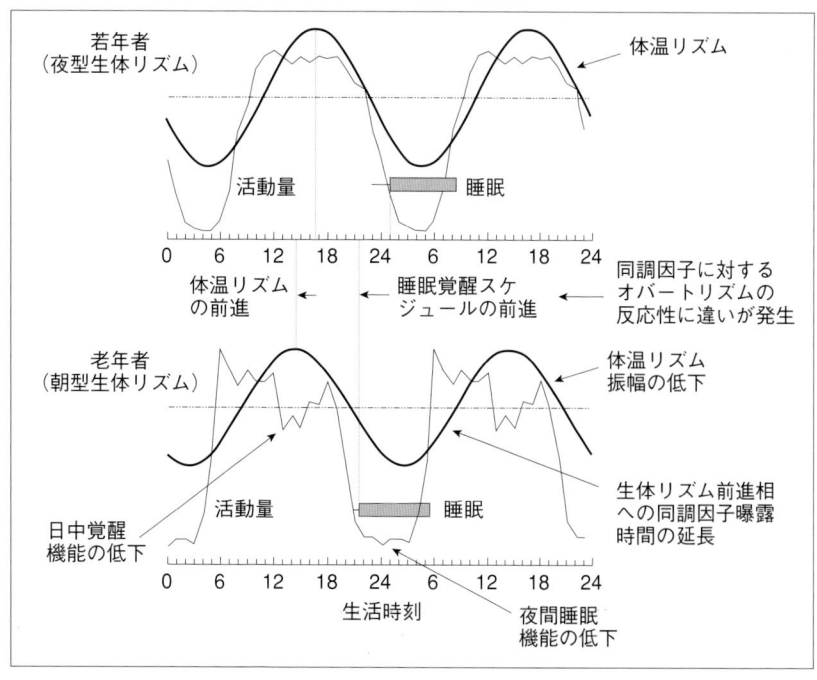

までの潜時について加齢変化をみた白川らは、加齢とともに体温リズムの位相は睡眠覚醒リズムの位相に対して相対的に遅延していることを見いだした。図2に示すように、高齢者では体温リズムの最低点が睡眠相のより遅い時点で認められている。

Duffyら[8]は、年齢依存性に前進する睡眠覚醒リズムに対するサーカディアンリズムシステムの関与を調べる目的で64〜81歳の高齢男女と18〜30歳の若年男性との比較を行った。自宅で規則正しく習慣化されたスケジュールで3週間過ごした後、3日間実験室で過ごし（日中150ルクス以下、夜は0.03ルクス以下）、その後コンスタントルーチン（15ルクス以下）で26〜53時間過ごす実験を施行した。図3Aに示すように実験室3日目の計測では若年者に比べて高齢者では有意に夜間の平均体温が高く、最低体温を示す時刻は前進していた。それを覚醒時刻を基準にして比較すると図3Bのようになる。図3Cがコンスタントルーチン条件（CR）での体温リズムである。両条件で高齢者では夜間の体温は上昇しているが、CRでは最低体温は若年者に比べて通常の睡眠時間帯のより遅い時間帯に最低体温を示していた。すなわち高齢者では覚醒時間から最低体温位相まで若年者よりも短縮していた。

高齢者では、このような変化が生じていることを踏まえた睡眠障害の適切な治療が求められる。

3．メラトニンリズム

若年者と高齢者の夜型か朝型かで、サーカディアンリズムの位相と日常生活下での睡眠覚醒リズムとの位相関係は変わるとの報告がある[9]。生体リズムの加齢変化を検討する際には朝型、夜型の個人の志向性を加味することが重要であると指摘している。すなわち、朝型若年者のメラトニンリズム・体温リズムの位相は、夜型若年者に比べて前進しており、これらの2種類のリズムの位相と覚醒時刻との間隔は延長していた。朝型高齢者では若年者に比べてサーカディアンリズムの位相は前進し、位相角差（位相と覚醒時刻の間隔）は短

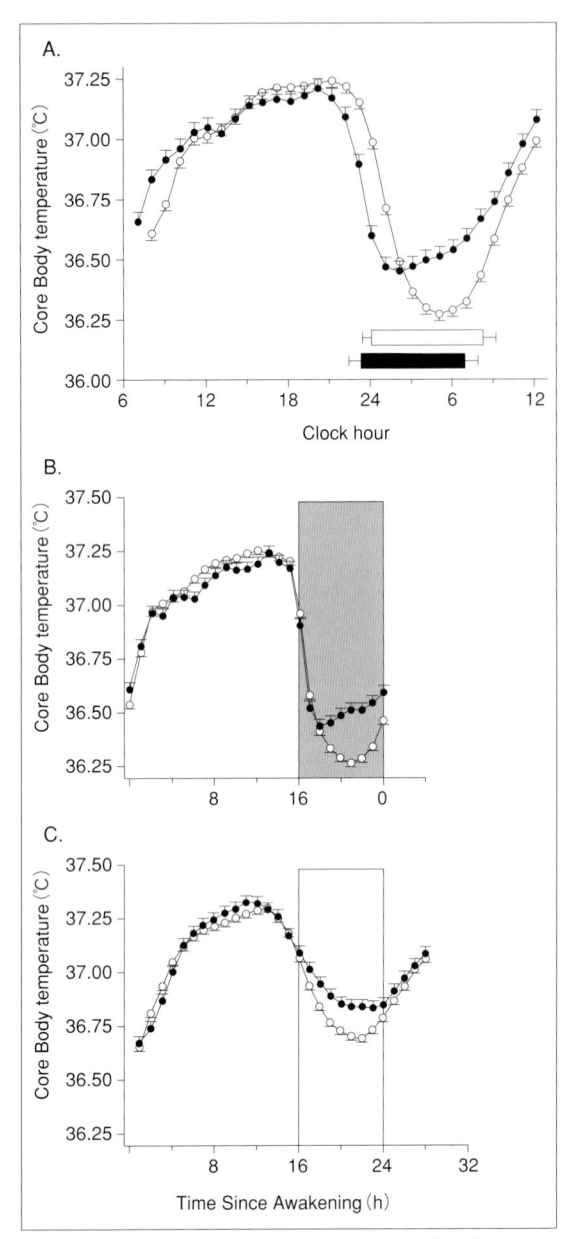

図3 A：睡眠・覚醒若年者群と高齢者群の体温リズム。○若年者、●高齢者。B：覚醒時刻を基準点にした上段の体温リズム。灰色部はスケジュール化された睡眠時間帯。C：コンスタントルーチン条件下での体温リズム。（文献8より）

縮していた。すなわち夜型の若年者の動きに類似していた。

また、Czeislerら[10]の照度を一定にした条件下での実験では、高齢者でのサーカディアンリズム

（体温リズム、メラトニンリズム、コルチゾールリズム）の周期は24.18時間で、若年者との差はなく、加齢とともに短縮することはなかった。これまでは、フリーラン実験での体温リズムの周期が高齢者群では有意に短縮しているとの実験結果[11]をもとに、高齢者ではサーカディアンリズムの周期が短縮し、それがリズムの位相前進と関連するといわれていたが、それをくつがえす結果となった。

Duffyら[12]のコンスタンルーチンの実験では、15名の高齢者男女群（67.8±3.1歳）、33名の若年男性群（23.4±3.3歳）で、3夜の基準夜ではいつもの時間に8時間の睡眠をとるよう勧め、実験日には20ルクス未満の照度下で31.6～52.8時間を半臥位の姿勢で過ごさせた。覚醒時刻、就床時刻は高齢者では約1時間早く、メラトニンリズムのmidpointを示す時刻も高齢者で前進していたが、メラトニンリズムの平均値ならびに持続時間には有意差はなかった。覚醒時刻を基準にメラトニンリズムを調べると、高齢者では若年者に比べて有意に短縮していた。すなわちメラトニン分泌量がまだ高いうちに目がさめていた。これは先の体温リズムと覚醒時刻の関係と同様の結果であった。これまでは加齢とともにメラトニン分泌リズムの振幅は低下するとの報告が多かったが、条件を均一にするとメラトニンリズムの振幅には加齢による差はないとの結論であった。

性差についての系統的な研究は体温リズムほどまだ進んではいない。

夜間睡眠と昼間睡眠の特徴

1. 終夜睡眠ポリグラフィによる睡眠の特徴

図4は冬季に自宅で計測した21歳、55歳、70歳の睡眠経過図であるが、就床時刻が年齢とともに早まり、また起床時刻も就床ほどではないが前進しているのがわかる。中途覚醒は増加し、入眠潜時が延長している。また、REM睡眠は比較的保たれているものの、加齢とともにREM潜時は前

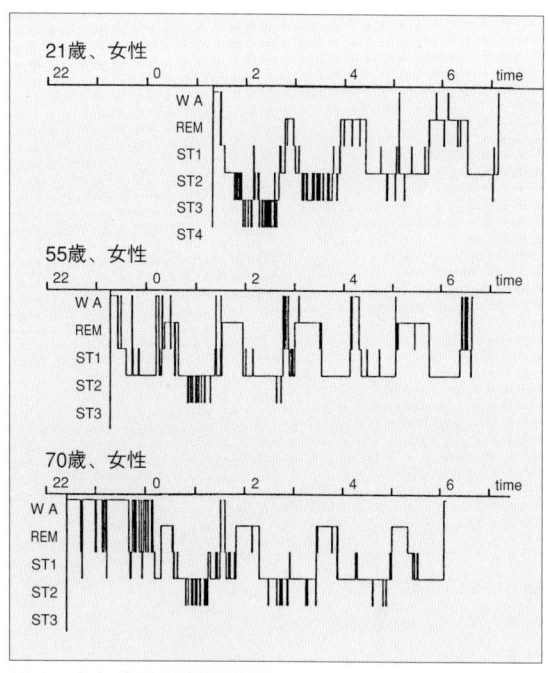

図4 各年代の睡眠経過図

進している。

睡眠の加齢変化にも性差があるので、ここでは20～69歳の男性50名について自宅でのポリグラフィによる睡眠特性を調べる[13]と、睡眠段階（ST）3、4で示される徐波睡眠が急速に減少し、またREM睡眠も減少する。中途覚醒は50歳代から著明に増加するようになり、またその持続も長くなった（図5）。60歳代では特に睡眠の後半、中半で覚醒が増加し、REM潜時の前進が認められた。特に50分以下のものが多くなっていた。またREM密度も20歳代に比べると60歳代では増加する傾向がみられた。

中高年者に36時間ポリグラフィを施行した際の夜間睡眠の性差の検討[3]では、男性では女性に比べて有意に臥床時間が延長し、睡眠効率の低下、中途覚醒の増加が認められた。また浅い睡眠とされるST1が多く、ST3、4が減少していた。特徴的なのは、REM睡眠からの覚醒やREM睡眠中の覚醒、ST1の混入であり、男性に有意に多かった。なお、入眠潜時やREM潜時には性差はなかった。また昼間睡眠は男女ともに認められ、休日の計測

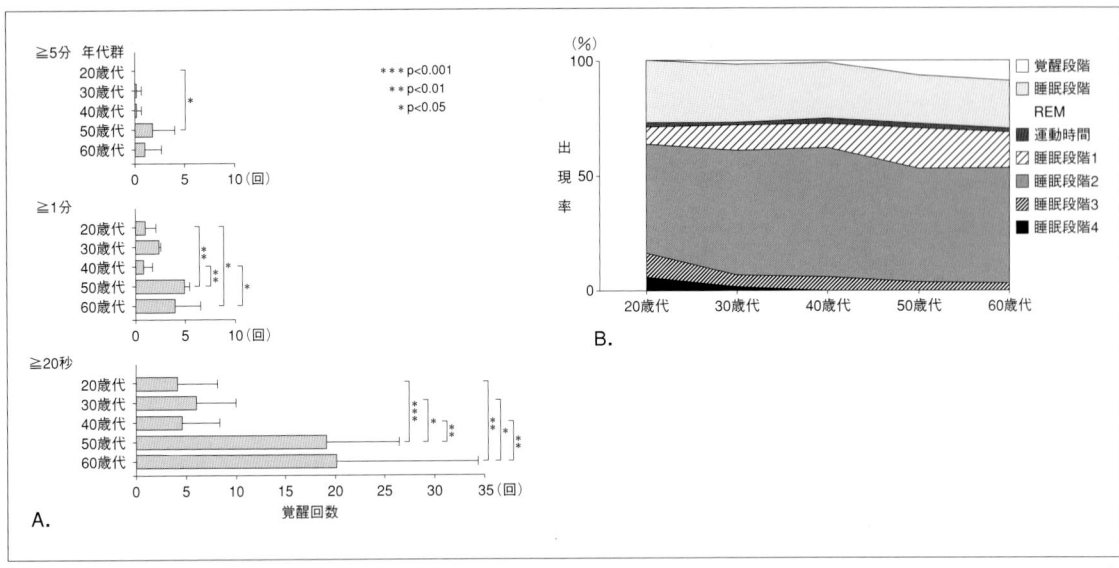

図5 A：年代別中途覚醒の回数。B：年代別睡眠段階出現率の変化。(福田紀子ら：臨床脳波 37:149-154, 1993 より)

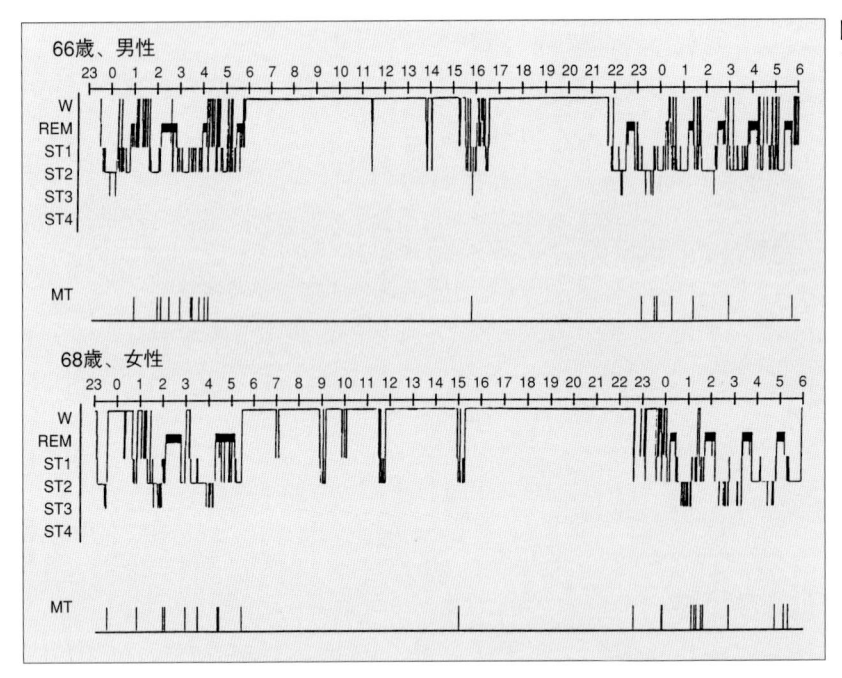

図6 男女別36時間ポリグラフ経過図（文献3より）

のためか出現時間帯に性差が認められた。女性では家事のために活動する時間帯があり、このような生活様式の差が時間帯の違いに現れたのかもしれない。それぞれの36時間の経過を図6に示す。66歳男性例では1時間近い昼寝がみられ、68歳女性では15～20分の昼寝が断続的にみられ、その後7時間近く覚醒している。またREM睡眠の安定性をみると男性で分断は顕著である。

さらに超高齢者を対象にした研究[14]では、88～102歳の精神的には健康な男女14名に24時間ポリグラフィを施行し、睡眠覚醒パターンを検討したものがある。夜間睡眠での性差はさらに顕著と

なり、男性では有意に睡眠効率が悪くなり、REM潜時が早まり、やはりREM睡眠からの覚醒が増加していた。自覚的には昼寝の訴えはなかったものの、男女ともにそれぞれ26.4分、25.3分のうたた寝が認められ、昼間睡眠に性差はなかった。なお、どの時間帯に多かったかについては不明であるが、この昼間睡眠が夜間睡眠に影響を与えることはなかった。

せん妄やREM睡眠行動障害（RBD）は男性に多く発症することが指摘されている。健常男性におけるこのようなREM睡眠に特徴的にみられる生理的変化が、高齢男性特有の睡眠障害の発現機序に関与していることが示唆される。

2. 昼間睡眠について

夜間睡眠の質の低下とともに日中の仮眠やうたた寝が増加してくる。先のレイキャビク周辺住民の調査でも日中のnappingは有意に男性で多く、夜間の覚醒回数も有意に男性で多かった[2]。

Buysseら[15]によれば、20歳代と80歳以上の男女79名において年齢と性別で比較したところ、Pittsburgh Sleep Quality Index（PSQI）に基づく睡眠の加齢変化は顕著に認められた。なお、日中の機能の障害すなわち眠気、倦怠感などは、若年者でも高齢者でも男性に有意に多かったが、女性では加齢変化を認め、年齢とともに睡眠の質が悪化し、入眠潜時が延長していた。

さらに20歳代33名、78歳以上45名の男女の2週間の睡眠日誌をもとに、若年群と高齢群での日中の昼寝の分布を調べたところ[16]、高齢者では有意に昼寝が多く、その時間帯は午後3時30分がピークであった。また、男性では頻回に昼寝をとるものの自覚的睡眠の質が悪かった。高齢者での終夜睡眠ポリグラフ所見と昼寝のとり方には相関関係はなかった。

これらの関連についてアンケートをとった調査がある。ミネアポリスの市立高齢者センターを訪れた58〜95歳の132名（男性34名、女性98名）を対象に昼寝をとる人の割合を調べたところ、年齢や性別による差はなかったが、1週間にとる昼寝の頻度は女性よりも男性に、高齢者より超高齢者に多く認められた。なお、昼寝の頻度や時間と、夜間の睡眠障害、例えば入眠潜時、覚醒回数、睡眠の深さには相関はなかった。

昼寝の弊害の報告としてはイタリアの75歳以上男女223名を対象にしたアンケート調査の研究がある[18]。23.8％に昼寝がみられ、性格との関連や、夜間の睡眠障害の一因にもなっていることがわかった。しかし、昼寝の長さや時間帯の検討は行われていない。

サーカディアンリズム睡眠障害

このタイプの睡眠障害では睡眠のパターンが社会生活や本人の望む時間帯と合わないために、患者は必要なあるいは希望の時刻に眠ることができない。睡眠相が持続して遅れている場合を睡眠相後退症候群、前進している場合を睡眠相前進症候群と呼ぶ。高齢者の場合は睡眠相が後退することで悩む人は少なく、前進することで十分な睡眠が確保できないことが多い。また、睡眠や覚醒の時間的配列が崩れ、それらがさまざまな時間帯に出現する睡眠障害がある。高齢人口の増加とともに、このような不規則型の睡眠覚醒リズムを呈する障害が増え、社会的に大きな問題となってきている。

先に高齢者のサーカディアンリズムシステムのモデルを紹介したが、高齢者では同調機能の低下による障害が大きいと考えられる。同調因子の変化としては、同調因子の量の低下、感覚器の障害、感覚器から生物時計までの経路の障害が考えられる。また、睡眠機構自体の変化も大きく関与すると考えられる。

睡眠相前進症候群（ASPS）

1. 診断と症状

ASPSの診断基準は、「Ⅰ. 総論」を参照された

い（p.66）。このタイプの患者は午後8～9時ごろに就床し、午前3～5時ごろに起床する。睡眠時間を遅らせようとしてもしばしば失敗する。また、加齢とともに体温リズムやメラトニンリズムなどのサーカディアンリズムの位相は前進することが知られており、一方で高齢者の睡眠は中途覚醒により分断化される特徴を有している。

1986年に、睡眠相が前進して8年ほど経た62歳の男性が社会生活に支障をきたすということで受診した。うつ病、甲状腺機能低下症の既往があるもののその当時は心身ともに健康であった。午後から夕方にかけての耐えがたい眠気が認められ、自動車運転中や会話中に眠ってしまうなど生活上の支障に加えて、午後6時半ごろには眠らずにはいられず午前3時ごろに覚醒してしまうエピソードを呈していた。起床後はすっきりしており、運動をしたり午後までは活動的に動いていた。

このような顕著な例は珍しいと思われるが、似たような例は日常診療のなかでよくみられ、早く就床して早朝覚醒してしまう症例は高齢者には案外多いものである。

2. 治　療

1）時間療法

上述の62歳例では入院させてスタッフが就床時刻を後退させようとしたが、午前3～4時に覚醒してしまうため、午後11時の就床を目標に2日ごとに3時間ずつ就床時刻を前進させていったところ、午後11時で固定することができるようになった。5ヵ月後も順調に午後11時に就床し、日中の眠気も消失していた[19]。

2）高照度光療法

ヒトの位相反応曲線から高照度光を睡眠直前（主観的晩）に照射すると、位相を後退させることができることが知られている。夕方に高照度光を4時間7日間照射したところ、6時間後退させることができた[20]。また、高齢者の早朝覚醒に対して夜の光療法が効果的であったという報告もある[21]。

ASPSに該当する1年以上不眠を訴えていた62～81歳の男女16名に12日間連続4,000ルクスの高照度光を照射した。対照群には50ルクスの低照度光を照射した。照射時刻は、照射の前に計測した直腸温リズムをもとに午後8～11時の3時間とした。この夜間の照射は、体温と睡眠の位相関係がより正常化するように、すなわち体温の上昇部分が睡眠のmidpointではなく睡眠の後半部分の一部に重なるようにする目的で行っている。高照度群では体温リズムの最低体温位相は約3時間ほど後退していた。起床時刻に差はないもの就床時刻は30分ほど遅れ、中途覚醒の減少による睡眠効率の改善が認められた。

不規則型睡眠・覚醒パターン

診断基準は「I．総論」を参照されたい（p.57）。痴呆性疾患にみられる概日リズム障害としてはこのような睡眠覚醒リズムが不規則になっていくタイプが多い。

1．アルツハイマー型痴呆

従来、初老期に発症する痴呆をアルツハイマー病 Alzheimer disease と呼び老年痴呆とは区別していたが、近年あわせてアルツハイマー型痴呆 dementia of Alzheimer type（DAT）と呼ぶようになった。

初老期、老年期に発症する皮質性痴呆であり、認知機能の低下と感情意欲の障害をみる。初期には感情症状がみられ、うつ病と誤診されることもある。記憶障害が中心であり、特に近時記憶が初期から障害される。病状の進行とともに感情は乏しくなり、意欲や行動の障害も目立ってくる。人格の変化にも気づかれるようになるが、礼容は比較的保たれていることが多い。夜間の徘徊、不眠、不穏行動に患者も介護者も苦しむことが多い。表1にDSM-IVの診断基準を示す。

1）終夜睡眠ポリグラフィによる睡眠の特徴

病気の経過に伴い、ほぼ同年齢の対照群に比べて睡眠段階3＋4や段階REMが減少し、かわって中途覚醒が増加していく[22]。

初期にうつ病との鑑別が難しいこともあり、終夜睡眠ポリグラフィの有用性が指摘されている。初期診断に苦慮することが多く、アセチルコリン作動性神経系の障害が予測されていることから、Bahroら[23]はREM睡眠に着目し、高齢うつ病者と終夜脳波の比較を行った。DATではREM睡眠の出現する割合が低いことと、REM密度が低いことが特徴的であった。

REM睡眠パラメータにより老年期のうつ病、DATを鑑別できるのではないかという観点から、老年期のうつ病、DAT、健常高齢者、計116名の終夜睡眠ポリグラフィが施行された[24]。老年期のうつ病例は中等度～重度のレベルであり、中途覚醒が多く睡眠の維持は不良であった。DATは軽度～中等度のレベルであり、睡眠はそれほど障害されていなかった。両者の大きな違いはREM睡眠のパラメータに現れ、うつ病ではREM潜時が短縮し、REM密度が増加し、sleep onset REM period (SOREMP) の割合も高かった。DATでは健常群に比べてREM密度が減少していた。またREM潜時の延長はみられなかった。彼らはコリン作動性神経系の機能低下が関与していると考えられることから、REM密度がこの両疾患を区別する生物学的指標として感度が高いと述べている。

また、軽度～中等度のアルツハイマー病の脳機能障害の程度を評価するのには脳SPECTよりもREM睡眠中の脳波の定量解析が有用であるとする研究者もいる。Mini-Mental State Examination (MMSE) のスコアが脳SPECTよりもREM睡眠中の左前頭部、両側頭頂後頭葉、左側頭部領域の脳波の緩徐化と相関していた[25]。脳波は経時的に検査することで脳機能の変化をとらえることが容易であるという利点がある。

なお最近では、脳SPECTのデータを統計処理して、より早期の段階から頭頂葉や後部帯状回にみられる血流低下、酸素消費量の低下を検出できるようになった。

2) サーカディアンリズムの異常
a) 睡眠覚醒リズム、活動リズムと体温リズム

周辺症状としての睡眠障害、睡眠覚醒リズムの乱れは他の痴呆性疾患と同様に大きな問題である。また、重篤度に比例して昼間睡眠も増加していく。しかしながら、他のサーカディアンリズムは軽度あるいは中等度のDATでは保たれていることが多い[25]。

74歳のDAT例では、体温リズムの日日変動が

表1 アルツハイマー型痴呆の診断基準（DSM-IVに基づく）

A. 次の2項目からなる複数の認知障害が認められる
   1. 記憶障害がある
   2. 以下の認知機能障害が1つ以上認められる
      失語、失行、失認、高次機能の障害（計画、組織立てる、順序立てる、抽象的思考）
B. 社会生活上、職業上で支障をきたしている。
C. いつのまにか発症し、進行性の認知障害を示す。
D. 記憶障害、認知機能障害が以下の原因によらない。
   1. 他の中枢神経系疾患（脳血管障害、パーキンソン病、ハンチントン病、硬膜下血腫、正常圧水頭症、脳腫瘍）
   2. 痴呆をきたす全身性疾患（甲状腺機能低下症など）
   3. 医薬品や薬物使用による症状
E. せん妄の経過中以外にも記憶障害、認知機能障害がある
F. 他の精神障害（大うつ病や統合失調症）によるものではない

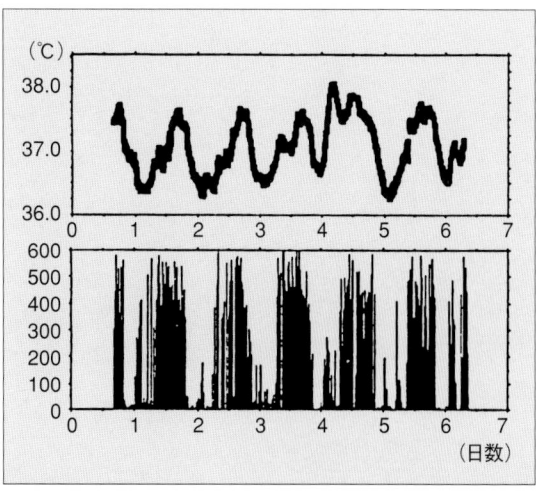

図7 74歳アルツハイマー型痴呆例の直腸温リズムと活動量リズム（文献26より）

大きいものの、高振幅でリズムは保たれている[26]（図7）。Harperら[27]は、生前DATと診断され剖検により確定診断が可能であった男性38例について詳細に検討した。剖検により、23例のDAT、9例の前頭側頭型痴呆 frontotemporal dementia（FTD）、6例のレビー小体型痴呆 dementia with Lewy bodies（DLB）の確定診断がついた。健常例、DAT例、FTD例の代表的な体温リズム、活動リズムを図8に示す。DATでは、日中の活動量はFTD例よりも高かったが、どちらも健常群よりは低かった。また健常人やFTD例に比べて、DATでは夜間の活動量が有意に増加していた。活動リズムの位相も体温リズムの位相もDATでは有意に後退していた。Koyamaらの症例（図7）と同様、日によりバラツキが大きくなっていた。FTD例では活動リズムは分断され健常人に比べて有意に前進していたが、体温リズムとの関連は認められなかった。DATに特異的にみられるサーカディアンリズムの異常と睡眠覚醒リズムの乱れは施設入所などの環境要因だけではなく、サーカディアンリズムシステムそのものに病変が及ぶためではないかと結んでいる。

b）メラトニンリズム

メラトニン分泌リズムは健常高齢者に比べると

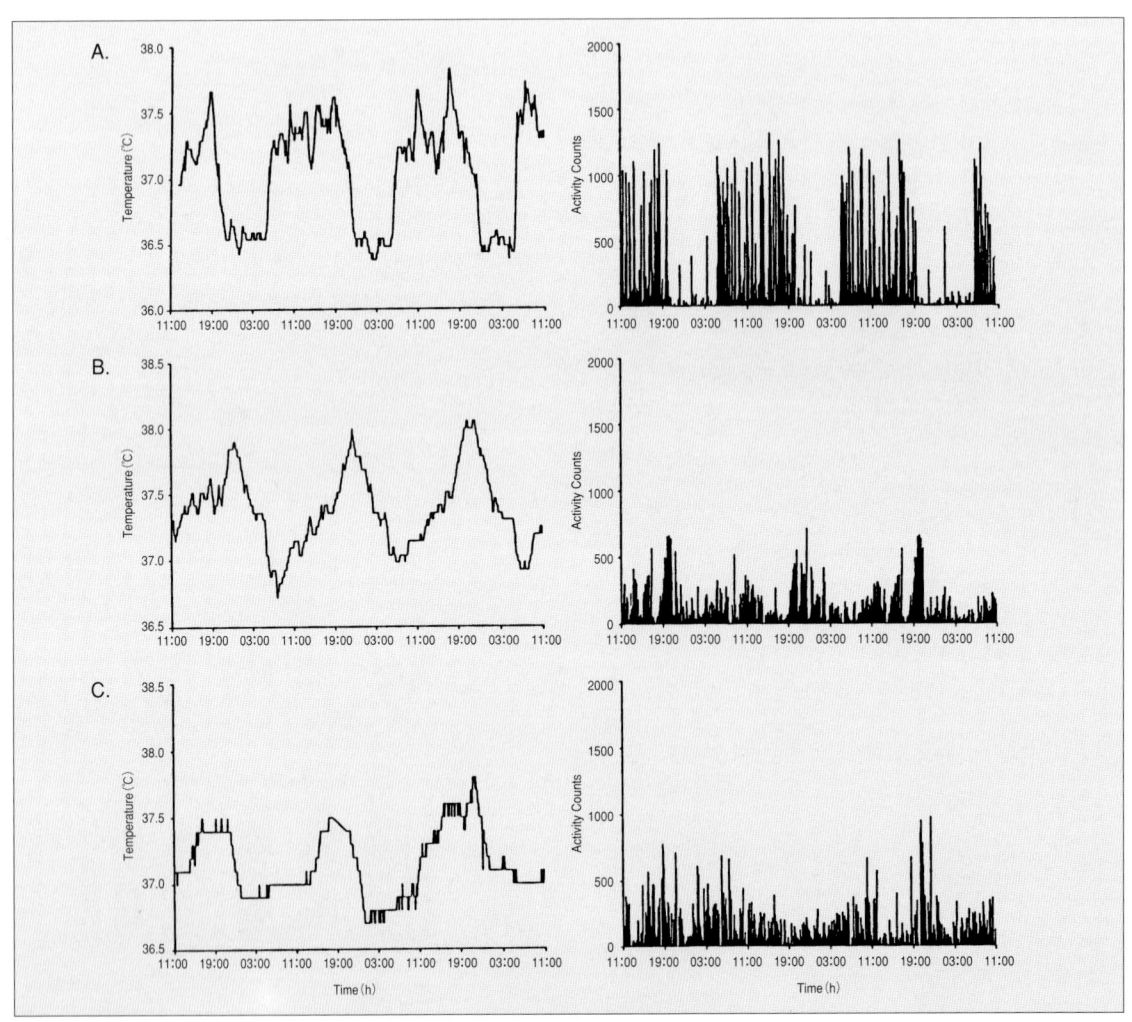

図8 活動量リズム（5分ごと）と体温リズム（6分ごと）（文献27より）
A：健常高齢者、B：Alzheimer型痴呆例、C：前頭側頭型痴呆例。

DATではリズムを示さないものの割合が多かったり[28]、分泌パターンが乱れていた。Luboshitzkyら[29]の24時間尿中6-スルファトキシメラトニン（メラトニン代謝産物）を測定した研究では、健常高齢者、治療・未治療いずれのDATでも若年者に比べて低下していた。健常高齢者に比べてDATでは分泌量が低かったものの有意な変化ではなかった。

光の曝露量の検討では、若年者群が他の3群に比べて有意に多かったことから光環境の影響も考えられる。また脳脊髄液中のセロトニンとその間連物質を14名の未治療の患者（68.4歳）について健常対照例10名（68.5歳）と比較したところ、健常者に比べて5-HIAAは変わらないが、トリプトファン、5HTPならびにメラトニン濃度はDATで低下していた[35]。Zisapel[31]はアルツハイマー病におけるメラトニン分泌の減少が、睡眠障害や夜間の落ち着きのなさ、sundowningなどを引き起こしているのではないかと推察している。

2. パーキンソン病

振戦、固縮、無動に、近年では姿勢反応障害を加えて四大徴候としている。痴呆が高度に出現し、皮質下核ならびに皮質の障害による皮質下痴呆の特徴を有する。精神症状としては、思考、認知に時間がかかり、思考の緩徐化（bradyphrenia）ならびに心気的愁訴が多く認められ、また夜間の睡眠障害もよくみられる。しばしばせん妄を伴い、REM睡眠行動障害 REM sleep behavior disorder（RBD）が合併するとの報告も多い。RBDはREM睡眠中に激しい異常行動を呈する病態で、1986年にSchenckら[32]により報告されて以来、日本でも高齢者での報告が相次いでおり、けっして珍しい病態ではない。器質的脳疾患を背景に出現する場合と器質的な要因の認められない症例がある。夢の精神活動に伴う四肢の動きあるいは体幹の動きを認め、夢が行動化したように見える睡眠時随伴症（パラソムニア）の一つである。

近年、小坂ら[33]は、老年期発症のパーキンソン病Parkinson disease（PD）が皮質性痴呆を伴うことが多くなっていることからレビー小体病Lewy body diseaseとまとめ、PDを脳幹型、大脳皮質や扁桃核にもレビー小体 Lewy body（LB）の出現するものをびまん型（DLBD）、両者の移行型、LBが大脳皮質にのみみられる大脳型の4型に分類した。LBとは多くは円形でエオジンに染まるコアを有する封入体を指す。

びまん性レビー小体病diffuse Lewy body disease（DLBD）は小坂らによって提唱された変性性痴呆疾患である。主症状は進行性の皮質痴呆とパーキンソニズムであり、DATに次いで多い老年期の変性性疾患といわれている。PDでは黒質、青斑核、マイネルト基底核、視床下部など脳幹、間脳の諸核の神経細胞脱落とLBの出現が認められるが、DLBDでは大脳皮質や扁桃核にもLBが出現する。通常型の場合は初老期、老年期に発症し主症状は記憶障害である。精神病様症状を伴うこともある。DLBDなど大脳皮質に無数に出現するLBによって生じる痴呆の総称をレビー小体型痴呆dementia with Lewy bodies（DLB）と呼んでいる。

在宅のPD患者（48名、63.3±7.7歳）を対象に質問紙法を用いて7項目の症状について、午前、午後、夕方、夜間の4区分の時間帯で調査した[34]。DAT患者（60名、68±10.7歳）に比べてPDでは異常行動が夜間に有意に多かった。また異常行動では、幻覚、支離滅裂な話、易刺激的な応対が有意に多かった。ただしLドパの使用量や年数とこのような行動異常との相関はなかった。予想に反して夜間の異常行動がPD患者に多く認められたのは、年齢が高いこと、評価が終夜睡眠ポリグラフなどではなく介護者によることなどを念頭に入れても、やはりコリン作動性、セロトニン作動性、ノルアドレナリン作動性の領域での合併した変性がより重篤に関与している可能性が大きい。

PDでは周期性四肢運動障害periodic limb movements（PLM）の頻度も高い。PLMはドパミン制御下に生じることが知られている。先にも述べたように質的に異常なREM睡眠が出現し、RBDも生じることが知られている。脚橋被蓋核での細胞の減少が認められ、骨格筋の筋緊張の正常な抑制が生じにくくなっていると推測される。RBDが

PDに先行するとの報告があり、RBDの38％がやがてPDに発展したという。37名の痴呆例（男性35名、女性2名）について経過を検討したところ、RBDの発症が61.5歳、認知機能の低下が68.1歳、パーキンソニズムが69.1歳で発症していた。臨床的には34名がDLBと診断された[35]。

睡眠障害の程度を質問紙法で調査したGraceら[36]は、DAT 20名とDLB 17名における睡眠障害の程度を夜間睡眠、日中の眠気、介護者の負担度の3点について調査した。年齢、性別、認知機能障害の程度はいずれの群も同程度であった。ESS（Epworth Sleepiness Scale）ではDLB群で高く、日中の不適当な時間帯によく眠っていた。また、DLB群ではPSQIの得点が高く夜間の睡眠障害の程度は重篤であるといえる。介護者の負担度もアルツハイマー病群に比べてDLB群では17名中16名に高得点となっており、すなわちDLB群での睡眠覚醒リズムの障害は顕著で、介護者の負担が増大していた。

3．血管性痴呆

かつては多発性脳梗塞痴呆 multi-infarct dementia（MID）とも呼ばれていたが、多様な病変が考えられることから、血管性痴呆となった。頭部CTあるいはMRIの普及で局在を明らかにすることができるようになってきた。このような画像所見から広範梗塞の大梗塞型・ビンスワンガー病 Binswanger disease、多発小梗塞型、限局性梗塞型、アミロイドアンギオパチーに分類されている。症状としては、神経学的な所見に加えて、精神症状を伴うことが多い。生来の性格が尖鋭化するとよくいわれている。人格水準はよく保たれ自覚的にも病気を意識していることが多い。

血管性痴呆については、Apharon-Peretz[37]が在宅患者の睡眠覚醒リズムを調べる目的でアクティグラフを用いて健常人と比較検討している。MID男女10名（75.98±8.23歳）、DAT 5名（72.8±6.33歳）、健常例11名（69±3.4歳）（図9）における各群の代表例の24時間アクティグラフ所見を比較すると、MIDでは他の2群に比べて有意に睡眠が

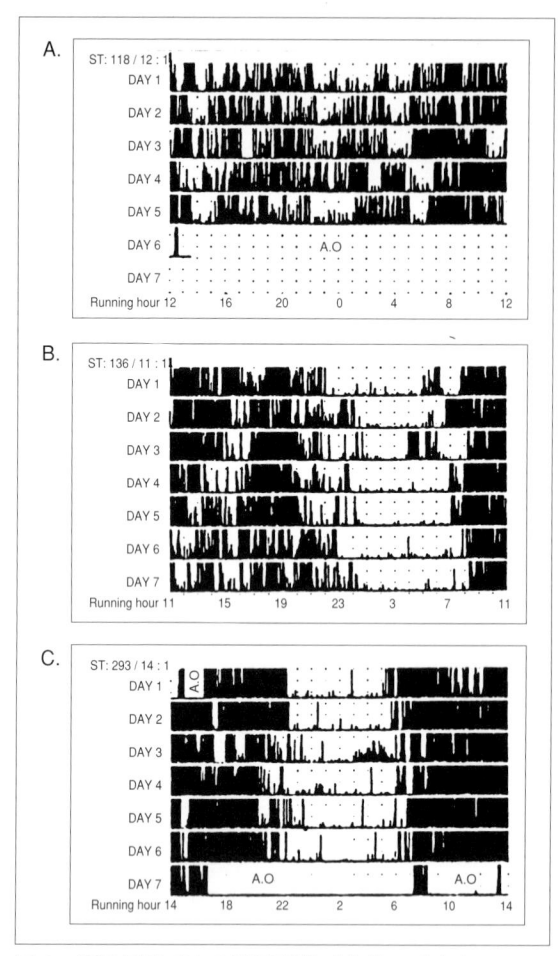

図9　活動量リズムの連続記録（文献37より）
A：血管性痴呆例、B：アルツハイマー型痴呆例、C：健常高齢者例。

障害され、また睡眠覚醒周期も分断されていた。Mishima[38]はDATとMIDではサーカディアンリズムの表現系（体温リズム）が異なると報告している。DAT（男女20名、76.4±7.6歳）ならびにMID（男女21名、79.1±5.6歳）の体温リズムの比較を行った。先の報告と同様に、体温リズムの平均値や位相には差はなかったが、MIDでは体温リズムの振幅が低くなり、日によるバラツキが大きかった。なお、位相に差は認められなかった。

4．高齢者の睡眠覚醒リズム障害の治療

高齢者の睡眠覚醒リズム障害の原因あるいは誘

因として同調因子の減弱があげられる。そこで同調機能の強化に重点を置いた治療が必要となるが、長期化しやすいこと、転倒による骨折、睡眠時無呼吸の増悪など副作用が発現しやすい高齢者であることを考えると、非薬物療法が望まれる。

1）非薬物療法
a）社会的接触の強化

成人例でも社会の同調因子を強化するとリズムが規則的になることがいわれているが、高齢者の場合にも同じことがいえる。痴呆にみられる進行性の認知機能の障害は、日中の覚醒度の低下によりさらに進行していく。高齢痴呆者が適切な情報を日中に提供され取得できるようにするためには、日中の覚醒の確保が痴呆の進行を抑える意味でも重要である。大川[39]の報告では、看護者が患者に話しかけたり屋外の散歩に連れだしたり簡単な手作業をさせたり午前午後あわせて3時間1ヵ月施行したところ、夜間の異常行動も減少し、睡眠覚醒リズムが著明に改善した。このように社会的接触が非常に有効な症例もみられた（図10）。

長期にあるいは重篤に睡眠覚醒リズムが障害されている場合には社会的接触のみで改善させることは難しい。高照度光療法を施行し、ある程度睡眠覚醒リズムが改善してきたところで社会的接触が可能となり、認知機能の強化、睡眠覚醒リズムの規則化が強固となる場合もある。また、併用すると効果が持続することも多い[40]。

b）昼寝の導入

高齢者では睡眠が多相性になり、夕方にうたた寝をしてしまうことがよくみられる。このような眠りが夕方の覚醒水準を低下させ、入眠障害や夜間の睡眠維持を不良にしている可能性がある。睡眠に軽度の問題を有し、未治療の高齢者を対象に行った実験では、昼寝により睡眠効率が79.8％から85.6％に改善していた。これは中途覚醒の減少によるもので、午後5～9時のうたた寝や居眠りも減少していた。主観的な睡眠感も、眠気、睡眠維持、熟眠感、入眠のしやすさの4項目で有意に改善していた。被験者は昼寝の習慣をもたない者であったが、午後1～2時の間に30分間の計画的

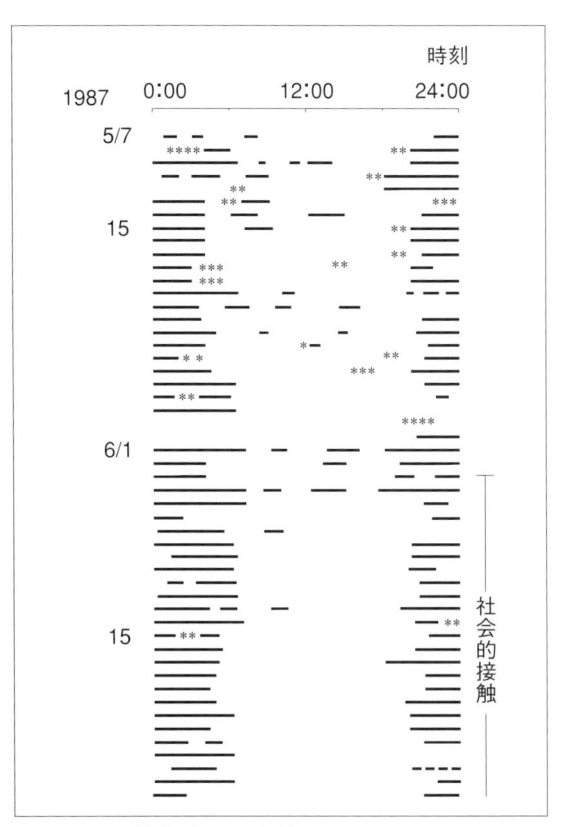

図10 脳血管痴呆84歳女性例
覚醒時にしばしば徘徊、不穏、せん妄に伴う異常言動。
（大川匡子ら：精神科治療学 5:345-355, 1990 より）

昼寝の導入は、睡眠覚醒リズムを整え、夜間睡眠の質の改善に有効であった[41]。このような昼寝の導入は痴呆高齢者にも応用できると考えられる。

c）高照度光療法

高照度光療法はその照射量、照射時刻、照射の時間帯がポイントとなるが、午前中、日中、夕方などさまざまの時間帯に照射して効果が認められている。光環境の検討では、Campbellら[42]は在宅の健常高齢者とDAT 13例において光環境について比較検討した。2,000ルクス以上の光を浴びている時間が健常者よりはDATで少なく、また男性に比べて女性では少なかった。DATにおいて光の照射量を増加することは治療的意味が大きいと述べている。

午前中の照射を試みたものとしてはMishimaら[43,44]の報告がある。DATと血管性痴呆例の高照

度光療法への反応性の違いをみる目的で、午前9～11時に5,000～8,000ルクス携帯型の装置を用いて、治療前1週間、治療2週間、治療後1週間の3セッションで高照度実験と低照度実験を4週おいてクロスオーバーした[44]。血管性痴呆例12名では、治療前に比べて光療法2週間後には夜間の体動量が有意に減少したが、DATでは差がなかった。治療後については、特にコメントはされていない。一方Colendaら[45]は、5名の在宅のアルツハイマー病患者（76.4歳）（夜間の不眠、日中の居眠りが主症状）に、2,000ルクスのバイザーにより起床後2時間の治療を10日間施行し、治療前5日間と治療後5日間とでアクティグラフにより睡眠中の体動や睡眠時間を比較したが、有意な効果は認められなかった。装置の問題、治療期間、時間帯、病期などが理由として考えられるとしている。

全日照射の報告では、van Somerenら[46]が64～97歳の重度の痴呆例（アルツハイマー病、血管性痴呆、アルコール依存症、正常圧水頭症）22名に居間の天井から終日高照度光を4週間照射し、高齢痴呆者の活動リズムを計測した。重度視力障害例では効果はなく、彼らを除いた17例の検討では日日変動が減少し、1日のメリハリが有意に改善した。照度は436ルクスからであるが、患者が就床するまで居間の光の照度を高くし平均1,136ルクス（午前中の測定）であった。治療前後の照度は436±90、372±65ルクスであった。照度はそれほど高くないが1日の累積光量はかなり高い。この実験では、昼食と夕食、お茶の時間、トイレの時間は決まっているが、起床や就床、朝食は自由にしている。午前9時～午後9時は臥床しないこと、午前0～6時は起床しないことを定めている。

夕方の照射としては、入院中の10名のアルツハイマー病患者（男性9名、女性1名、平均70.1歳）に携帯型の装置を用いて1週間照射（午後7～9時、1,500～2,000ルクス）を施行したところ、8名に効果があり、夜間の徘徊を減少させ、睡眠覚醒パターンが改善した（Satlineら[47]）。アクティグラフによる2日間の活動量の評価では午後11時～午前7時の活動量が減少し休息活動リズムの振幅も増加したが、頂点位相すなわち活動のピークを示す時刻に差はなかった。看護者による行動の評価では、高照度光療法後1週間は改善が持続していた。また、行動異常の程度が強い者ほど高照度光療法の効果は高く、その後の1週間も同様であった。遅い時間帯の照射はかえって夜間の行動異常を強めるという報告もあったが、彼らの症例ではリズムの位相が後退していないことを考えると、もともとの睡眠覚醒リズムが後退しているために、午後7～9時の照射が位相を変化させない適切な時間帯であった可能性もある。

昼食時に試みた研究報告もある。福田[40]ら、Kobayashiら[48]は、入院中の睡眠障害を認める高齢者に昼食時、天井型の高照度光付加を1時間施行し、夜間睡眠の改善、日中の精神機能の改善を報告している。高齢者のためにより違和感なく導入し、十分な光照射を得るための治療意欲を継続できるように時間帯が配慮された。午前11時半～12時半の1時間を光療法室で過ごし、看護者が会話をしたり一緒に歌を歌うなどして昼食の介助を行った。男性4名（脳血管性痴呆）、女性6名（DAT 2名、脳血管性痴呆2名、脳梗塞後遺症2名）である。午前中の眠気や入眠が改善傾向を示し、高照度光療法終了後も午後の眠気が有意に低下した。また男性例では徘徊、行動異常が減少した。そのうち89歳の脳血管性痴呆男性例の1週ごとの活動量を示す（図11）。光付加後に夜間の体動量が減少し、6週目には午後9時ごろ入眠による急速な活動量の減少が認められた。日中、特に午前中の平均活動量をみると、光付加2週目より増大し、光付加終了後も3週間は午前中の活動性が高まっていた。またDATの92歳女性例の終夜睡眠ポリグラフィ所見（図12）では、治療前に比べて光付加3週目には、入眠潜時は延長しているものの中途覚醒が減少し、睡眠構築が改善した。光付加後もその効果は3週間持続していた。先のSatlinら[47]の報告と同様、照射終了後も睡眠覚醒リズムや行動の変化は持続することが明らかになった。なお、事前に眼科的な検査を施行しており、先の92歳例は細隙灯顕微鏡所見では重度白内障で

あったが効果は十分認められ、眼科的に問題があっても高照度光療法の適用になると考えられる。

副作用としての眼科的諸問題としては、高照度光は光毒性があり網膜に直接入力しないほうが望ましいといわれているが、3週間の5,000ルクス1時間の天井型照射では眼科的には問題なかった[40]。加齢とともに黄色網膜変性などの発現も増加するといわれ、天井型あるいは間接照明を用いるほうが好ましい。

2) 薬物療法
a) メラトニン

0.5mgを睡眠維持不良型の高齢者に即効型あるいは徐放型で投与したところ、睡眠維持には効果なかったが入眠潜時は短縮した[49]。痴呆高齢者ではメラトニンの分泌量が低下しているとの報告をもとにメラトニン投与により睡眠覚醒リズムの改善を試みた報告もある。

一卵性双生児であったDAT 2名に3年前からビタミンEとほぼ同時にチオリダジン50mgを行動異常と睡眠障害のために投与した。1名にメラトニン6mgを就寝前に投与したところ、記憶障害も中等度にとどまり、睡眠の質が改善し、夕方の徘徊が減少したため3ヵ月後にチオリダジンの投与を中止した。36ヵ月後にはFunctional Assessment Tool For Alzheimer's Disease（FAST）での評価が、非投与例に比べ投与例では改善し、メラトニンにより痴呆の進行が抑制されたと結論している[50]。

一方、14名のDAT例に9mgのメラトニンを22～35ヵ月投与したところ神経心理学的な評価は不変であったが、睡眠の質が改善し、夕方の異常行動が著明に減少した[51]。

Jean Louis[52]は72歳と75歳の2名の女性DAT患者に就寝2時間前にメラトニンを6mg投与したところ、1名において活動リズムのメリハリが良くなり、日中の眠気が改善した。認知障害がそれほど強くないもう1名においては効果は認められなかった。いずれの患者も活動リズムの頂点位相は投与後約1時間後退していた。

b) ビタミンB$_{12}$

ビタミンB$_{12}$が非24時間睡眠覚醒障害に有効で

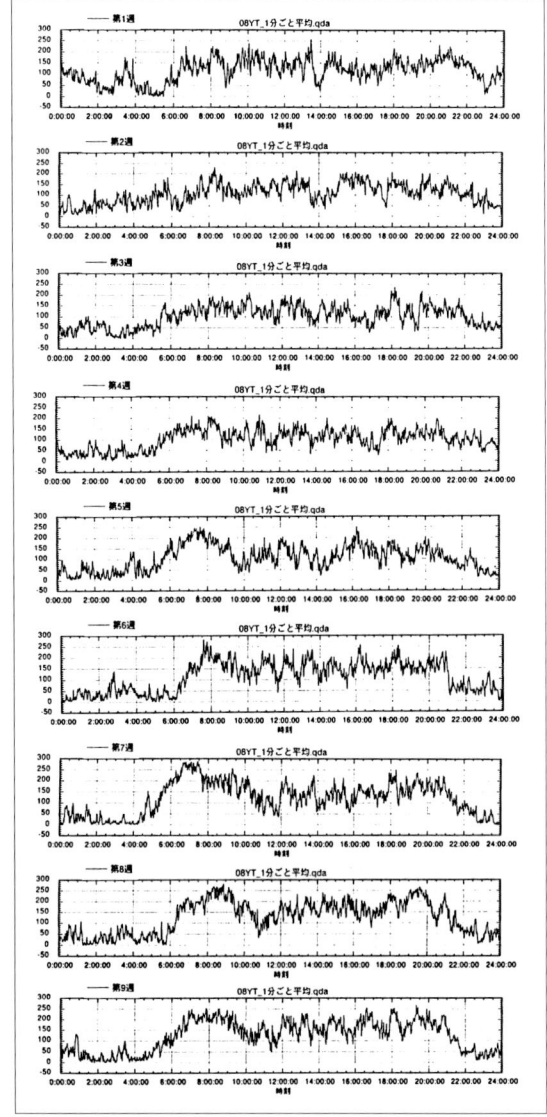

図11 脳血管性痴呆88歳男性例の1週間の平均活動リズム（文献40より）
光療法前3週間、光療法中3週間、光療法後3週間、計9週間を示す。夜間の活動量は次第に減少し起床後の活動量は4週目より増加。昼夜のメリハリは光療法後も保たれている。

あると報告されてから、大川ら[39]が痴呆高齢者の睡眠覚醒リズム障害に対して応用を試みた。単独療法では改善しなかったが、社会的同調因子を強化しながら併用すると、著しい改善効果が認められた（図13）。経口投与では改善がみられない場

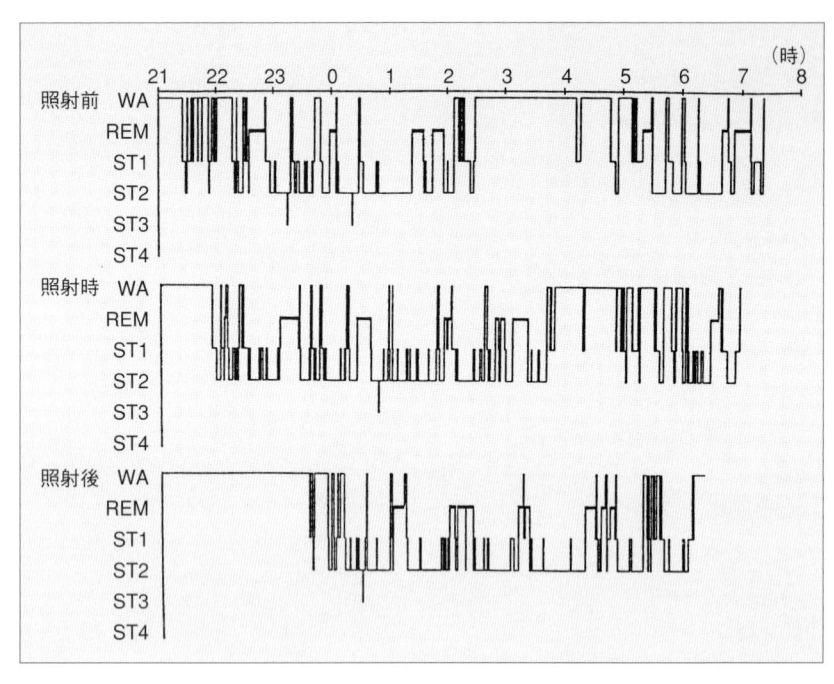

図12 アルツハイマー型痴呆92歳女性例の光照射前・中・後における睡眠経過図（小林理子：平成12年度〜平成13年度科学研究費補助金 基盤研究C2研究成果報告書より）

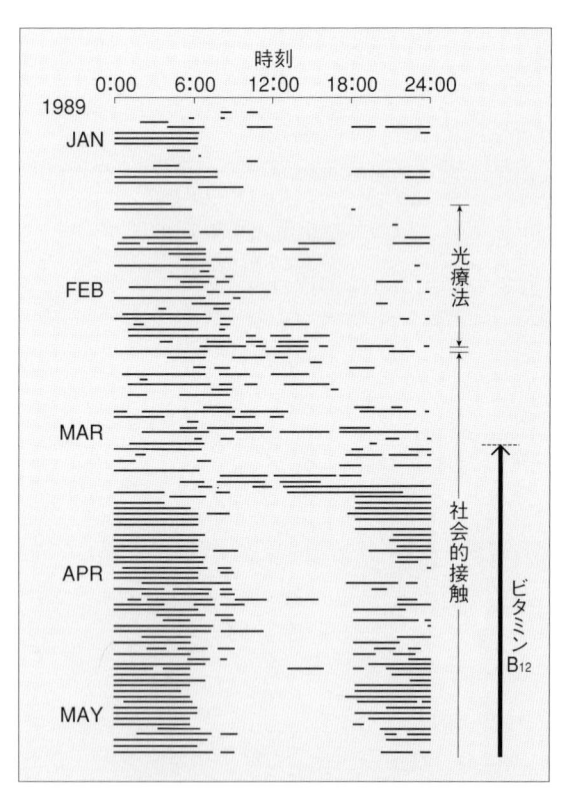

図13 脳血管痴呆60歳男性例の経過図（文献39より）
高照度光療法、接触の強化などを試みたが無効であり、ビタミンB_{12} 1mg/日投与し、10日目より改善。

合でも、注射による投与で血中濃度を上げると効果がみられる場合もあった。

c）抗うつ薬

ミアンセリンはせん妄の高齢者に比較的副作用も少なく使用できることから、睡眠の改善に有用である。トラゾドンもミアンセリンと同様抗うつ薬であるが、抗コリン作用が少なく、眠気の強いことを利用して高齢者の睡眠障害の改善に用いられる。

d）睡眠薬

ゾピクロンは超短時間型の睡眠薬のなかでも、筋弛緩作用が少なく比較的使用しやすい。ブロチゾラムは短時間型であるが高齢者にもよく用いられている。いずれも個人差が大きく、少量から始めていくことが望ましい。睡眠時無呼吸の出現によりさらに認知機能を低下させることにもなりかねないため注意を要する。

e）抗痴呆薬（アセチルコリンエステラーゼ阻害剤）

Graceら[26]は少数例のDLB患者にrivastigmineを服用させ、日中の傾眠、夜間の不眠が改善し、睡眠覚醒リズムが整ったと報告している。

せん妄

1. 診断と症状

　この病態の基本は意識障害であり、意識混濁を背景に幻覚、妄想が加わった状態である。概日リズム障害のなかには含まれてはいないが、昼夜逆転など睡眠覚醒リズムが乱れることが多いため、睡眠覚醒スケジュールの障害としてここで言及する。

　Lipowskiは、せん妄を活動過剰型、活動減少型、混合型の3分類に分けた。混合型というのは精神運動興奮から嗜眠、傾眠、混迷までの幅広い不規則な覚醒状態を示す。活動型の場合に医療従事者は苦慮することが多いが、混合型が最も重篤であり、活動型の悪化により進展したものと考えられ、基礎疾患の重篤さや遷延した感覚遮断の結果ともいえる。転帰は死亡、未治、軽快、治癒の順に、統計学的有意差をもってせん妄の持続期間が長くなっていた。すなわち、なかなか改善しない例では基礎疾患が重篤である可能性も大きいといえる。最も多かったのは高齢女性の骨折後のせん妄で、臥褥状態が長く続き感覚遮断により生じたと考えられる。

　このことから、せん妄の予防あるいは対策としては早めの離床など日中の覚醒度を良好に保つことが重要である[53]。アルコールや薬物の離脱症状を除くと、加齢に伴いせん妄の発生頻度は増加していく。田中ら[54]は、病因を直接原因、誘発因子、準備因子の3種の要素に分け、これらの要因について周知しておくことは、せん妄の予防につながると強調している。せん妄は要因が重なりあって発症することが多い。準備因子としては脳血管障害の慢性期や痴呆など、慢性的な中枢神経の脆弱さがあげられる。また光環境の変化する季節の影響も受けやすく、経験的には秋から冬にかけて発症頻度が増加することが知られている。

　せん妄例に生理学的検査の施行は難しいが、アクティグラフを利用するとその睡眠覚醒リズムの状況を的確にとらえることができる。Honmaら[55]は、74〜96歳の痴呆高齢者に10日間以上アクティグラフを装着し、その活動パターンを検討した。図14はその活動量を平均化したものであるが、上段から、夜間を中心にほとんど一日中の活動量の増加をみるもの、徘徊が著明であるか活動休息リズムが保たれているもの、夕方にかけて著明に活動量が上がるもの、臥床がちでほとんど活動量が乏しいものに分けられた。予後や治療の過程の把握に有用と考えられる。

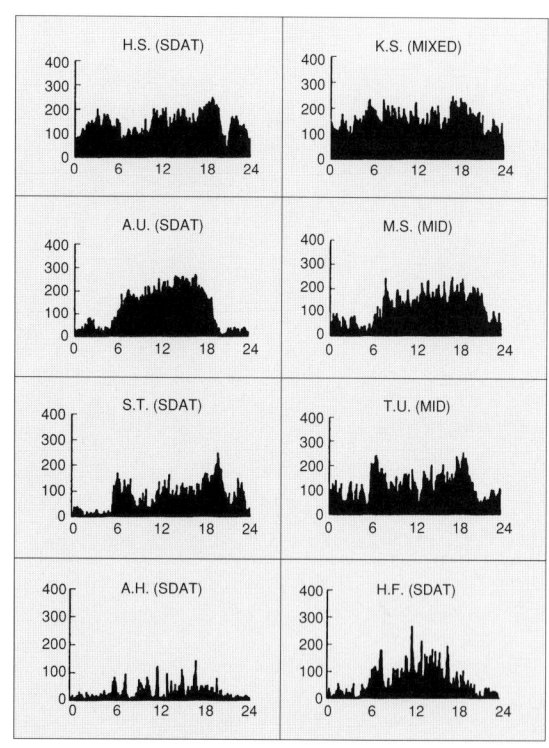

図14　せん妄例の活動リズム（文献55より）

2. 治療

1) 非薬物療法：対応の仕方

　直接原因の同定に加えて、対症療法的であるがこの原因の同定が行われるまでの間、適切な睡眠覚醒リズムを確保し、感覚遮断の要素を取り除き、最適な身体環境を確保し、次いで治療妨害要因を除去し二次的身体合併症を避ける。具体的な対応については、高橋がその著書[56]によくまとめてある。

　せん妄の際には心理的、環境的な面での配慮も重要であり、例えば愛着あるものの持ち込み、付

き添いによる穏やかな接触、住み慣れた部屋での介護、夜間照明の確保なども効果がある。部屋の移動、例えば個室から大部屋に移すなど環境の変化が早いと容易にせん妄が再現される。また、せん妄を起こさせないことも大切である。何らかの誘因を契機に前駆症状を経てせん妄が明らかになってくることが多いので、落ち着きのなさ、日中の眠気などを早めに検出して、夜間の睡眠、日中の覚醒維持に努める。高照度光療法や日中の光環境の整備も重要である。

2）薬物療法

従来、向精神薬としてはハロペリドールがよく用いられてきた。精神運動興奮には経口あるいは筋注、静注などで奏効するが、錐体外路性副作用の出現が多く、長期間使用するのは難しいことが多い。また、オキシペルチンも脳内アドレナリンを減少させる働きがあり、血管性痴呆、老人性痴呆や特定困難な脳の器質的変化に伴うせん妄に用いられた。

近年、ミアンセリンが有用であるとの報告が相次いでなされている[57]。久留米大学のコンサルテーションリエゾンサービスにおいて、せん妄に対するミアンセリンの治療効果をハロペリドール、オキシペルチンと比較検討した。投与1日目から改善する症例もあり、効果発現が早期であるという特徴を有した。高齢者に特徴的である、準備因子しか認められないせん妄では長期的予防投与が必要となるが、ベンゾジアゼピン系やハロペリドールでは薬物の副作用である転倒による骨折や、誤嚥性肺炎が生じやすくなることがある。これらの薬剤に代わるものとしてミアンセリンがよく使用されるようになった。

また、ビタミンB_{12}の筋注あるいは静注が有用であった症例もある[58]。56～74歳7例（男性6例、女性1例）に試み、経口1例、静注6例うち4例に高照度光療法を併用した。4例では効果発現は24時間以内に認められたとのことである。高照度光療法単独での効果発現よりも非常に早かったことが併用療法の特徴であった（図15）。

71歳の心不全例で、連合弁膜症のため入退院を

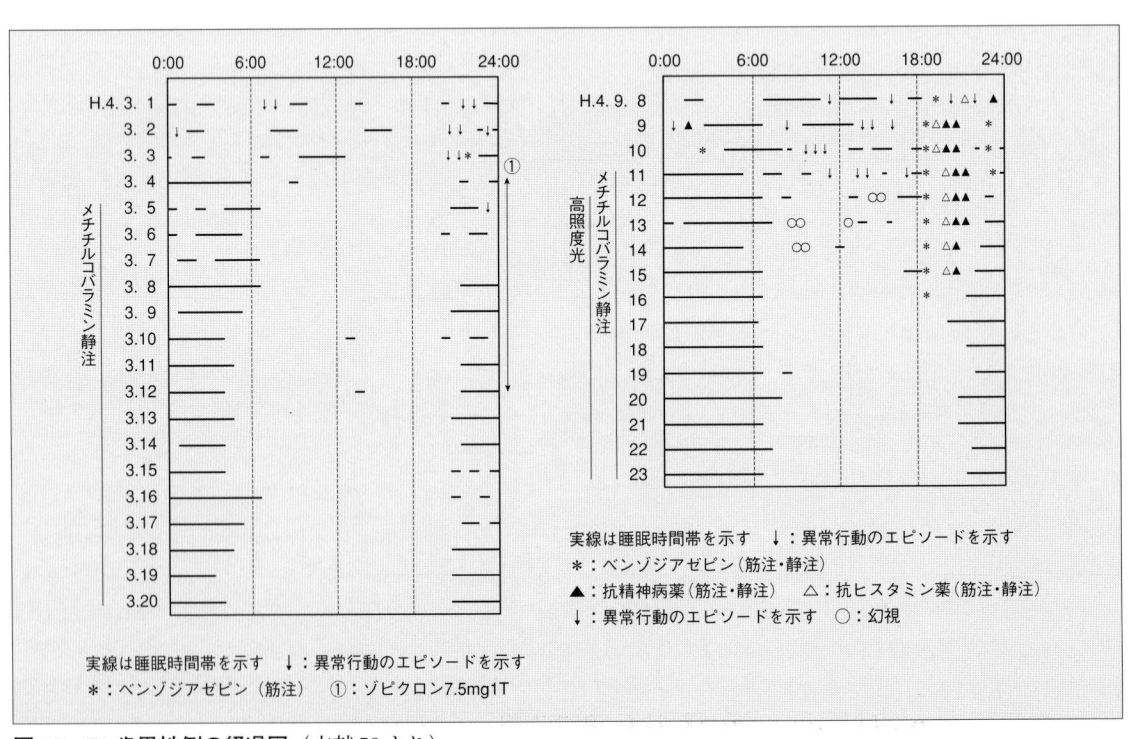

図15 71歳男性例の経過図（文献58より）

繰り返していたが、ときに自宅で夜間せん妄が認められた。このときは高照度光療法を併用すると効果が上がった。昼夜逆転のリズムと夜間の不穏がみられゾピクロン投与がなされるが日中の眠気とふらつきが増強し、また向精神薬は心不全悪化の危険性があり使用できず、ビタミンB_{12}と光療法を併用したところ著明に改善した。メチルコバラミンは光に対する個体の感受性を高めることが知られており、高照度光という生体リズム同調因子を強化したと考えられる。

　高齢者の場合には、小児や成人例とはまた異なった生体リズムの調整法が必要であり、一度獲得した機能を退化させないための種々の工夫が必要である。そのためには、われわれが考える以上に睡眠覚醒のリズムを整えることは重要な課題であり、今後いっそうの知見が蓄積されることを期待したい。

文　献

1) 白川修一郎, 石束嘉和, 大川匡子. 老年者のサーカディアンリズム. 日本薬剤師会雑誌 48:341-350,1996.
2) Gialson T, Reynisdotti H, Kristbjarnarson H, et al.: Sleep habits and sleep disturbances among the elderly — an epidemiological survey. J Int Med 234:31-39, 1993.
3) 小林理子: 中高年者における睡眠覚醒ならびに直腸温リズムの男女差に関する検討. 脳波と筋電図 26:1-9, 1998.
4) Campbell SS, Gillin JC, Kripke DF: Gender differences in the circadian temperature rhythms of healthy elderly subjects: relationships to sleep quality. Sleep 12:529-536, 1989.
5) Reyner A, Horne JA: Gender and age-related differences in determined by home recorded sleep logs and actimetry from 400 adults. Sleep 18:127-134, 1995.
6) Campbell SS and Murphy PJ: Relationships between sleep and body temperature in middle-aged and older subjects. J Am Geriatr Soc 46:458-462, 1998.
7) Moe KE, Prrinz PN, Vitiello MV, et al.: Healthy elderly men and women have differernt entrained circadian temperature rhythms. J Am Geriatr Soc 39:383-387, 1991.
8) Duffy JF, Dijk DJ, Klerman EB, et al.: Later endogenous circadian temperature nadir relative to an earlier wake time in older people. Am J Physiol 275:R1478-1487, 1998.
9) Duffy JF and Czeisler CA: Age-related change in the relationship between circadian period, circadian phase, and diurnal preference in humans. Neurosci Lett 318(3):117-120, 2002.
10) Czeisler CA, Duffy JF, Shanahan TL, et al.: Stability, precision, and near-24-hour period of the human circadian pacemaker. Science 284:2177-2181, 1999.
11) Weitzman ED, Moline ML, Czeisler CA, et al.: Chronobiology of aging: temperature, sleep-wake rhythms and entrainment. Neurobiol Aging 3:299-309, 1982.
12) Duffy JF, Zeitzer JM, Rimmer DW et al.: Peak of circadian melatonin rhythm occurs later within the sleep of older subjects. Am J Physiol Endocrinol Metab. 282:E297-303, 2002
13) 福田紀子: 加齢による睡眠脳波の変化―日常生活下における検討. 脳波と筋電図 24:190-198, 1996.
14) Wauquier A, van Sweden B, Laggay AM et al.: Ambulatory monitoring of sleep-wakefulness patterns in healthy elderly men and women. J Am Geriatr Assoc 40:109-114, 1992.
15) Buysse DJ, Reynolds CF, Monk TH, et al.: Quantification of subjective sleep quality in healthy elderly men and women using the Pittsburg Sleep Quality index. Sleep 14:331-338, 1991.
16) Buysse DJ, Browman KE, Monk TH, et al.: Napping and 24-hour sleep/wake patterns in healthy elderly and young adults. J Am Geriatr Soc 40:779-786, 1992.
17) Metz ME, Bunnel DE: Napping and sleep disturbances in the elderly. Family Practice Research Journal 10:47-56, 1990.
18) Giovanni B, Frisoni GB, De Leo D, et al.: Napping in the elderly and its association with night sleep and psychological status. Int Psychogeriatr 8:3, 477-487, 1996.
19) Modofsky H, Musisi S, Phillipson EA: Treatment of a case of advanced sleep phase syndrome by phase advance chronotherapy. Sleep 9:-65, 1986.
20) Czeisler CA, Allan JS, Strogatz SH, et al.: Blight light resets human circadian pacemaker independent of the timing of the sleep-wake cycle. Science 233:667-671, 1986.
21) Campbell SC, Dawson D, Anderson M, et al.: Alleviation of sleep maintenance insomnia with timed exposure to bright light. Am J Geriatr Soc 41:829-836, 1993.
22) Bahro M, Riemann D, Stadtmuller G, et al.: REM sleep parameters in the discrimination of probable

Alzheimer's disease from old-age depression. Biol Psychiatry 34:482-486, 1993.
23) Dykierek P, Stadtmuller G, Schramm P: The value of REM sleep parameters in differentiating Alzheimer's disease from old-age depression and normal aging. J Psychiatr Res 32:1-9, 1998.
24) Montplaisir J, Petit D, McNamara D, et al.: Comparisons between SPECT and quantitative EEG measures of cortical impairment in mild to moderate Alzheimer's disease. Eur Neurol 36:197-200, 1996.
25) Vitiello MV, Prinz P: Alzheimer's disease. Sleep and sleep/wake patterns. Clinics in Geriatric Medicine 5:289-299, 1989.
26) Koyama K, Asakawa O, Hirasawa H, et al.: Clinical study of sleep-wake disturbance in demented patient. Jpn J Psychiatry Neurol. 47:447-448, 1993.
27) Harper DG, Edward G, Stopa MD, et al.: Differential circadian rhythm disturbances in men with Alzheimer disease and frontotemporal degeneration. Arch Gen Psychiatry 58:353-360, 2001.
28) Uchida K, Okamoto N, Ohara K, et al.: Daily rhythm of serum melatonin in patients with dementia of the degenerate type. Brain Research 717:154-159, 1996.
29) Luboshitzky R, Shen-Orr Z, Tzischichinsky O, et al.: Actigraphic sleep-wake patterns and urinary 6-sulfatoxymelatonin excretion in patients with Alzheimer's disease. Chronobiol Int 18:513-524, 2001.
30) Tohgi H, Abe T, takahashi S, et al.: Concentrations of serotonin and its related substances in the cerebrospinal fluid in patients with Alzheimer type dementia. Neuroscience Lett141:9-12, 1992.
31) Zisapel N: Circadian rhythm sleep disorders: pathophysiology and potential approaches to management. CNS Drugs 15:311-328, 2001.
32) Schenck CH, Bundlie S, Ettinger M, et al.: Chronic behavioral disoders of human REM sleep; a new category of parasomnia. Sleep 9:293-308, 1986.
33) 小坂憲司: Lewy 小体病. Parkinson 病と Lewy 小体病を中心として. 臨床精神医学講座. 器質・症状精神障害. pp.147-159, 1997.
34) Bliwise DL, Ray L, Watts RL, et al.: Disruptive nocturnal behavior in Parkinson's disease and Alzheimer's disease. J Geriatric Psychiat Neurol 8:107-110, 1995.
35) Boeve BF, Silber MH, Ferman TJ: REM sleep behavior disorder and degenerative dementia: an association likelyreflecting Lewy body disease. Neurology 51:363-370, 1998.
36) Grace JB, Walker MP, McKeith IG et al. A comparison of sleep profiles in patients with dementia with lewy bodies and Alzheimer's disease. Int J Geriatr Psychiatry 15:1028-1033, 2000.
37) Apharon-Peretz J, Masiah A, Pillar T, et al.: Sleepwake cyales in multi-infarct dementia and dementia of the Alzheimer type. Neurology 41:1616-1619, 1991.
38) Mishima K, Okawa M, Satoh K, et al.: Different manifestations of ciracadian rhythms in seilw dementia of Alzheimer's type and multi-infarct dementia. Neurobiol Aging 18:105-109, 1997.
39) 大川匡子, 三島和夫: 光療法とビタミン B_{12} 精神科治療学 5:45-56, 1990.
40) 福田紀子: 入院高齢者の快適な睡眠確保に関する基礎的な研究. 平成12年度～平成13年度科学研究費補助金, 基盤研究C2, 研究成果報告書.
41) 白川修一郎, 田中秀樹, 高瀬美紀ほか: 計画的昼寝の不眠高齢者に対する夜間睡眠改善効果. 臨床脳波 41:708-712, 1999.
42) Campbell SC, Kripke DF, Gillin C, et al.: Exposure to light in healthy elderly subjects and Alzheimer's patients. Physiology and Behavior 42:141-144, 1988.
43) Mishima K, Hishikawa Y, Okawa M: Randomized, dim light controlled, crossover test of morning bright light therapy for rest-activity rhythm disorders in patients with vascular dementia and dementia of Alzheimer's type. Chronobiol Int 15(6):647-654, 1998.
44) Mishima K, Okawa M, Hishikawa Y, et al.: Morning bright light therapy for sleep and behavior diorders in elderly patients with dementia. Acta Psychiatr Scand 89:1-7, 1994.
45) Colenda CC, Cohen W, McCall WV, et al.: Phototherapy for patients with Alzheimer disease with disturbed sleep patterns: results of a community-based pilot study. Alzheimer disease and associated disorders 11:175-178, 1997.
46) van Someren EJ, Kessler M, Mirmiran M, et al.: Indirect bright light improves circadian rest-activity rhythm disturbances in demented patients. Biol Psychiatry 41:955-963, 1997.
47) Satlin A, Volicer L, Ross V, et al.: Bright light treatment of behavioral and sleep disturbances in patients with Alzheimer's dementia. Am J Psychiatry 149:1028-1032, 1992.
48) Kobayashi R, Fukuda N, Kohsaka M, et al.: Effects of bright light at lunchtime on sleep of patients in a geriatric hospital I. Psychiat Clin Neurosciences 55:287-289, 2001.
49) Hughes RJ, Sack R, Lewy A: The role of melatonin and circadian phase in age-related sleep maintenance insomnia: assessement in a clinical trial of melatonin replacement.Sleep 21:52-68, 1998.

50) Brusco LI, Marquez M, Cardinali DP, et al.: Monozygotic twins with Alzheimer's disease treated with melatonin: case report. J Pineal Res 25:260-263, 1998.
51) Brusco LI, Fainstein I, et al.: Effect of melatonin in selected populations of sleep-disturbed patients. Biological Signals and Receptors 8(1-2):126-31, 1999.
52) Jean Louis G, Zizi F, von Gizycky H, et al.: Effects of melatonin in two individuals with Alzheimer's disease. Percept mot skills 87:331-339, 1998.
53) 小林克治, 武内 徹, 鈴木道雄ほか: せん妄患者の自験106例のせん妄(類)型別転帰について. 臨床精神医学 20:201-207, 1991.
54) 田中邦明, 一瀬邦弘, 長田憲一ほか: 老年期の不眠と不眠症. 臨床精神医学 22:401-411, 1993.
55) Honma H, Ohsaka M, Suzuki I, et al.: Motor activity rhythm in dementia with delirium Psychiat Clin Neurosci 52:196-198, 1998.
56) 高橋三郎: せん妄への対策, 初老期・老年期のせん妄の臨床. 世界保健通信社, 大阪, pp.79-89, 1983.
57) 中村 純, 内村直尚, 山田茂人ほか: せん妄に対するmianserinの治療効果— oxypertineとhaloperidolとの比較. 日本神経精神薬理学雑誌 14:269-277, 1994.
58) 清水 修, 井上雄一, 津島譲治ほか: 術後せん妄ならびにICU・HCU症候をはじめとする各種せん妄に対するビタミンB_{12}ならびに光療法の効果。精神科治療学 9:1379-1386, 1994.

(香坂雅子)

索　引

〔A〕

ACTH　*91*
アクティグラフ　*40, 52, 56, 65, 83*
悪夢　*89*
朝型高齢者　*108*
朝型若年者　*108*
朝型人間　*52*
アショフ Aschoff の法則　*3*
アセチルコリン　*23*
アフター効果　*3, 10*
アルコール　*50, 52, 54, 58*
アルツハイマー型痴呆　*112*
アルツハイマー病　*77*
αメチルドパ　*90*
アンジェルマン症候群　*90*

〔B〕

BMAL 1　*14, 24*
Brain and muscle arnt-like protein（BMAL）1/2　*24*
バルプロ酸　*95*
微少睡眠　*20*
ビタミン B_{12}　*61, 119, 122*
ビペリデン　*77*
ビンスワンガー病　*116*
部分同調　*10*
ベンゾジアゼピン系睡眠薬　*57*
ベンゾジアゼピン受容体　*24*

〔C〕

central anticholinergic syndrome　*77*

Clock　*14, 24*
Clock 変異マウス　*14*
Cryptochrome 1/2　*15, 24*
中枢振動体　*16*
中枢性睡眠時無呼吸症候群　*30*
中枢時計　*16*
長期固定シフト　*51, 54*
長時間感覚　*6*
直腸温　*3, 40, 46*
直腸温リズム　*107*

〔D〕

Dec 1　*15*
大脳辺縁系　*77*
脱同調　*7, 49*
　外的　*7, 48, 49*
　内的　*48, 49*
脱同調法　*4*
断眠　*20*
断眠実験　*20*
同調
　再　*49*
同調因子　*7, 42, 46*
　社会的　*42*
同調機構　*56*
同調機能　*20, 46*
同調作用　*41*
ドネペジル　*78*
ドパミン D_2 受容体　*90*
動睡眠　*84, 85*

〔E〕

エタノール　*78*

エンドゼピン-4　24

〔F〕

feedback loop　15, 24, 58
フィールド実験　54
不規則型睡眠・覚醒パターン　31
副交感神経系　6
不眠　6, 25, 31
　　心理学的　33
　　精神医学的　33
　　薬理学的　33
不眠症　21, 27
　　精神生理性　33
不眠症群　27
フリーラン　4, 8, 58
フリーラン実験　3, 4
フリーラン周期　3
フリーランリズム　3, 8, 46, 67, 68
フルニトラゼパム　72
フルボキサミン　62

〔G〕

GABA　16
GABA受容体　24
外因性リズム　2
外在因性　46, 56
外在因性DSPS　58
外的脱同調　7, 48, 49
逆行性同調　49
グルタミン酸　15

〔H〕

発振機構　56
発振機能　20
ハロペリドール　122
反復性嗜眠病 recurrent stupor　24
非24時間睡眠覚醒障害（Non-24）　31

光位相反応　10
光感受性　59
光受容細胞　15
光同調　7
皮質性痴呆　115
ヒスタミンニューロン　23
非定型抗精神病薬　78
非光因子　11, 58
非光同調　10
表現型リズム　2
閉塞性睡眠時無呼吸症候群　27
放熱リズム　3
ホルモン分泌　2
ホルモンリズム　74

〔I〕

意識レベル　2
位相
　　リズム　13
位相後退　12
位相前進　10
位相反応　8, 9
位相反応曲線　8, 10, 50, 59
遺伝子　15
　　Per　15
　　相同　15
　　時計　15
遺伝子 *Dec*　15
イミプラミン　66

〔J〕

jitteriness　90
時間医学　42
時間隔離実験　7
時間感覚　6
時間生物学　24, 42
時間帯域変化症候群（時差症候群）　30
時間薬理学　42

時間療法　42, 60
事故　21
　　交通　21
　　産業　21
自己相関係数　83
時差　30
時差症候群　6
時差ぼけ　48, 49, 50
実験
　　時間隔離　7
　　断眠　20
　　フィールド　54
自閉症　90
ジフェンヒドラミン　95
若年者
　　朝型　108
　　夜型　108
重度脳障害者　93
受容体
　　GABA　24
　　ドパミン D_2　90
　　ベンゾジアゼピン　24
　　メラトニン 1A　24
徐波睡眠　26
自律神経系　6

〔K〕

覚醒閾値　6
覚醒位相　6
覚醒時間　6
覚醒障害　89
覚醒中枢　22
覚醒レベル　2
カフェイン　54
仮眠　54, 55
過眠症　21, 27
過眠症群　27
加齢　49, 106, 108
加齢変化　106

環境因子　10
桿体細胞　15
器質性中枢神経疾患　80
器質性脳疾患　56
器質的脳疾患　115
季節性感情障害　73
気分障害　73
急速眼球運動 rapid eye movement（REM）　22
キンドリング　95
勤務シフト　54
勤務スケジュール　51, 52
クエチアピン　78
クアゼパム　78
クロイツフェルト-ヤコブ病　80
クロナゼパム　95
経済的損失　21
血管性痴呆　116, 117
結節性硬化症　92
血中アドレナリン　20
血中コルチゾール　20
血中メラトニンリズム　3
倦怠感　6
抗うつ薬　66
　　三環系　66
　　四環系　78
交感神経系　100
抗酸化作用　101
恒常暗　3
恒常性維持機構　59
恒常性維持機能　6
甲状腺刺激ホルモン　20
高照度光　8, 41, 50
高照度光療法　42, 61
恒常明　3
向精神薬　122
交代勤務睡眠障害　31
交代制勤務　51, 52
交代制勤務者　31
交通事故　21
行動測定装置　2

行動リズム　13, 16
抗ヒスタミン剤　99
コルチゾールリズム　73
高齢者　31, 106, 116
　　朝型　108
コリック　87
コリン系ニューロン　77
コリン作動性ニューロン　77
混合型　75
コンスタンルーチン　108

〔L〕

L-ドパ　95
LD比　12
long sleeper　84

〔M〕

マウス　24
マスキング　10
マスキング効果　41
末梢振動体　16
末梢時計　16
ミアンセリン　120
ミオクローヌス　93
むずむず脚症候群(レストレス・レッグス症候群)　27
ムリサイド　102
明暗サイクル　10
メクロフェノキサート　78
メタンフェタミン　16
メラトニン　2, 6, 41, 46, 50, 72, 119
メラトニン1A受容体　24
メラトニン合成　3
メラトニン合成酵素　12
メラトニンリズム　31, 41, 52, 114
免疫機能　20
網膜　15
網膜視床下部路　10

網様体　22

〔N〕

24時間社会　20
2交代制勤務　54
2振動体仮説　6, 11
2プロセス仮説　6
NMDA受容体　15
non-REM (NREM) 睡眠　22
内因性周期　9, 65
内因性リズム　2, 31, 46
内在因性　46, 56
内在因性DSPS　58
内的解離　4
内的脱同調　4, 48, 49, 59
内分泌リズム　56
ナルコレプシー　56
日周期リズム　2
日周期レベル(日内レベル)　2
日長変化　12
乳児　83
ニューロペプチドY　16
乳幼児　83
ニューロン　13, 14
　　コリン系　77
　　コリン作動性　77
　　視交叉上核　14, 15
　　視床　23
　　セロトニン作動性　23
　　単一　14
　　脳内ヒスタミン　95
　　ヒスタミン　23
寝ぐずり　87
寝不足　21
寝ぼけ　89
眠気　6, 21
脳SPECT　113
脳幹　22, 23, 31, 80
脳血管障害　56

脳内ヒスタミンニューロン　95
脳波　22
ノルアドレナリン　23
ノンパラメトリック同調　8, 9

〔O〕

オキシペルチン　122
遅寝　99, 100
オランザピン　78

〔P〕

Per 1　15
Per 1/2/3　24
Per 3 遺伝子　24
PER 3 蛋白　25
Per 遺伝子　15
PER 蛋白　25
パーキンソン病　115
パラソムニア　27
パラメトリック同調　8
パロキセチン　62
プロセス C　6
プロセス S　6
プロチレリン　78
プロラクチン　20
ポリグラフィ　39
　睡眠　39

〔R〕

REM 睡眠　22, 26, 31
REM 睡眠行動障害　31, 77, 111
REM 睡眠リズム　49, 52
ラット　24
　新生仔　14
リスペリドン　78
リズム
　外因性　2

REM 睡眠　49, 52
　ウルトラディアン　83, 86
　行動　13, 16
　コルチゾール　73
　深部体温　3, 49, 52
　睡眠覚醒　49, 52
　生活　52
　生体　46, 48, 50, 52
　体温　31
　直腸温　107
　内因性　31, 46
　内分泌　56
　フリーラン　3, 46
　ホルモン　74
　メラトニン　31, 41, 52
リズム位相　13
リズム周期　13
律動性異常運動　89
レセルピン　90
レット症候群　90, 97
レノックス-ガストー症候群 Lennox-Gasrant syn-
　dorome（LGS）　91
レビー小体型痴呆　114
老化　12
老化過程　12

〔S〕

3 交代制勤務　54
short sleeper　84
sleep with jerk　85
sundowning　115
サーカディアン（概日）リズム　2
サーカディアン振動　2
サーカディアン振動体　6, 13
サーカディアンリズム　2, 46, 113
サーカディアンリズム睡眠障害　20, 30, 41, 46,
　111
サーカビディアンリズム　4
最低体温　108

最低体温出現時刻　68
再同調　49
サイトカイン　20
サブ振動体　10
三環系抗うつ薬　66
産業事故　21
視交叉上核　6
視交叉上核ニューロン　14, 15
視床　22, 23, 80
視床下部　46, 80
視床下部後部　22
視床下部前部　22
視床ニューロン　23
シチコリン　78
シフト　54
　　勤務　54
　　短期交代　51, 52
　　長期固定　51, 54
嗜眠性脳炎　22
社会生活スケジュール　57
社会的因子　7
社会の損失　26
社会の同調因子　42
周期
　　リズム　13
周期性四肢運動障害　115
集合型睡眠　80
終夜睡眠脳波　38
終夜睡眠ポリグラフ　27, 112
主観的朝　50
松果体　12, 46
ショウジョウバエ　24
食欲不振　6
神経節細胞　15
新生児　82
新生児期　82
新生仔ラット　14
深部体温　3, 40, 46
深部体温リズム　49, 52
心理学的不眠　33

心理的ストレス　32, 47
錐体細胞　15
睡眠　22
　　集合型　80
　　全日型　80
睡眠医学　21
睡眠閾値　6
睡眠異常　27
睡眠位相　6
睡眠科学　21
睡眠学　21
睡眠覚醒移行期　89
睡眠覚醒障害　27
睡眠覚醒スケジュール　4, 27
睡眠覚醒リズム　2, 4, 49, 52
睡眠覚醒リズム障害　2
睡眠記録　38, 39
睡眠構造　26, 49, 54
睡眠構築　38
睡眠作用　41
睡眠驚愕症　89
睡眠時随伴症　27, 31
睡眠時無呼吸　40
睡眠時無呼吸症候群　27
　　中枢性　30
　　閉塞性　27
睡眠社会学　21
睡眠時遊行症　89
睡眠障害国際分類　診断とコードの手引き　26, 28
睡眠潜時反復テスト　27, 40
睡眠相後退症候群 delayed sleep phase syndrome（DSPS）　21, 31
睡眠相前進症候群　25, 31
睡眠段階　38
睡眠中枢　22
睡眠日誌　32, 34, 56, 65
睡眠不足　99
睡眠物質　23
睡眠変数　38, 39

睡眠ポリグラフィ　32, 39, 52, 56, 60
睡眠薬　30, 50, 57, 62
睡眠薬
　短時間作用型　54
　ベンゾジアゼピン系　57
スケジュール
　勤務　52
　社会生活　57
　生活　7, 11, 48, 50, 52
　夜勤　54
ストレス　4, 20, 60, 76, 89, 100, 106
　心理的　32, 47
　精神的　76
砂時計型振動　6
砂時計型振動説　6
成熟新生児　82, 84
精神医学的不眠　33
精神作業能力　51
精神生理性不眠症　33
精神遅滞　93
精神的ストレス　76
精神療法　60
静睡眠　84, 85
性腺抑制作用　101
生体時計　20
生体リズム　2, 46, 48, 50, 52
成長ホルモン　20
生物時計　2, 20, 31, 46
セロトニン　16, 62
セロトニン作動性ニューロン　23
セロトニン神経系　102
選択的セロトニン再取り込み阻害薬（SSRI）
　62
せん妄　21, 75, 78, 111, 121
総合失調症　60, 68
早産児　82
相同遺伝子　15
外側膝状体　15

〔T〕

tau 変異体　24
time cue　46
体温リズム　4, 31
胎生期　82
体内時計　2, 20
多発性脳梗塞痴呆　116
単一ニューロン　14
短期交代シフト　51, 52
短時間感覚　6
短時間作用型睡眠薬　54
チオリダジン　119
致死性家族性不眠症　23, 80
痴呆　31, 40, 56, 77
てんかん　89
時計遺伝子　15, 24, 58
時計遺伝子発現リズム　12
トラゾドン　120
トリアゾラム　50, 62
トリクロリールシロップ　95
トリプトファン　102

〔U〕

ウエスト症候群 West syndrome（WS）　91
うつ状態　73
うつ病　31, 33, 60, 73, 74, 112
ウルトラディアンリズム　83, 86

〔Y〕

夜勤スケジュール　54
薬理学的不眠　33
抑うつ状態　59, 60
夜泣き　86, 87
夜型若年者　108
夜型人間　52, 58
四環系抗うつ薬　78

〔Z〕

Zeitgeber 46
絶対的明暗サイクル 10
前頭側頭型痴呆 114

全日型睡眠 80
前脳基底部 23
ゾニサミド 95
ゾピクロン 50, 62, 72, 123

©2003　　　　　　　　　　　　　　　　第1版発行　2003年6月30日

サーカディアンリズム睡眠障害の臨床　（定価はカバーに表示してあります）

	編　著	千　葉　　　茂
検印省略		本　間　研　一
	発行者	服　部　秀　夫
	発行所	株式会社　新興医学出版社

〒113-0033　東京都文京区本郷6丁目26番8号
電話　03（3816）2853　　　FAX　03（3816）2895

印刷　株式会社　藤美社　　ISBN4-88002-619-0　　郵便振替　00120-8-191625

- 本書およびCD-ROM（Drill）版の複製権・翻訳権・譲渡権・公衆送信権（送信可能化権を含む）は株式会社新興医学出版社が所有します。
- JCLS〈(株)日本著作出版権管理システム委託出版物〉
本書の無断複写は著作権法上での例外を除き禁じられています。複写される場合は，その都度事前に(株)日本著作出版権管理システム（電話03-3817-5670, FAX 03-3815-8199）の許諾を得てください。